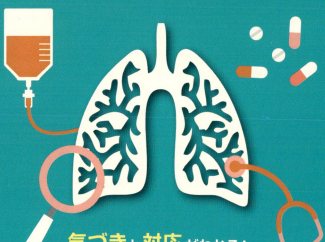

気づきと対応がわかる！

びまん性肺疾患の診かた治しかた

Management of
Diffuse Parenchymal Lung Disease
—Practical Clue—

編著 喜舎場 朝雄

南江堂

執筆者一覧

編著

喜舎場朝雄	きしゃば ともお	沖縄県立中部病院呼吸器内科部長

執筆（執筆順）

喜舎場朝雄	きしゃば ともお	沖縄県立中部病院呼吸器内科部長
保田　祐子	やすだ ゆうこ	済生会熊本病院呼吸器センター呼吸器内科主任医員
一門　和哉	いちかど かずや	済生会熊本病院呼吸器センター呼吸器内科部長
杉本　親寿	すぎもと ちかとし	近畿中央胸部疾患センター臨床研究センター治験管理研究室長
坂井　修二	さかい しゅうじ	東京女子医科大学画像診断学・核医学講座教授
馬場　智尚	ばば ともひさ	神奈川県立循環器呼吸器病センター呼吸器内科医長
榎本　紀之	えのもと のりゆき	浜松医科大学第二内科・保健管理センター講師
武村　民子	たけむら たみこ	日本赤十字社医療センター病理部常勤顧問
片岡　健介	かたおか けんすけ	公立陶生病院呼吸器・アレルギー疾患内科部長
宮本　　篤	みやもと あつし	虎の門病院呼吸器センター内科／分院呼吸器科
松島　秀和	まつしま ひでかず	さいたま赤十字病院呼吸器内科部長

序文

　びまん性肺疾患は呼吸器疾患のなかでも用語が多岐にわたり，略語が多く若手医師や一般内科医にはなじみにくいイメージが強いと思われる．そこで，びまん性肺疾患の疫学やわが国の現状などの情報を適切に伝え，特に若手医師，一般内科医を対象に疾患の全体像・分類・治療方法などに関して噛み砕いて解説した書物を発刊したいというコンセプトのもと本書の企画を立ち上げた．

　びまん性肺疾患は，内科医の真価が問われる疾患といえる．主訴に始まり既往歴の聴取はさることながら，医師の処方薬のみならず市販薬の内服状況の把握も必要になる．さらに住居や職場の状況など，呼吸器に関連するあらゆる環境情報の収集も求められる．このように詳細な問診を軸にしながら，鑑別疾患を思い浮かべつつ身体診察においても膠原病などの可能性も常に念頭に置いて患者の全身を診る習慣をつけていくことが重要である．

　そこで本書では，前半でまず，びまん性肺疾患の概念や疫学，問診・身体所見などのエッセンスについて触れ，次に血液検査について個々の項目の意義を意識した提出方法を解説した．さらに診断の中心に位置づけられる胸部単純X線写真とCTについては，重要な所見を鑑別疾患との対比も含めて詳述している．治療指針にもなる肺機能検査についての解説，侵襲的な検査となる気管支鏡・外科的肺生検の適応についても，一般内科医にも理解しやすいように記載されている．病理についてはびまん性肺疾患のエキスパートが画像との対比も踏まえた詳細な解説を加えている．このように前半は，びまん性肺疾患に向き合ったときのアルゴリズムに則った構成になっている．

　後半は，まずびまん性肺疾患の慢性管理について包括的な治療総論に触れてもらい，びまん性肺疾患を代表する特発性肺線維症の治療に始まり，日常でよく遭遇する疾患である非特異性間質性肺炎，特発性器質化肺炎，薬剤性肺障害，過敏性肺炎について豊富な臨床経験をもつ二人の先生にガイドラインや実臨床を統合して治療方針を明示していただいた．

　以上のように，本書は前半を熟読して後半の治療戦略を読んでいくことで理解が定着する構成になっている．若手および一般内科医にびまん性肺疾患に親しんでもらい，またエキスパート医には標準的な診断・管理の確認をしていただけるものと確信している．

2016年7月　　　　　　　　　　　　　　　　　　　　　　　　喜舎場　朝雄

略語一覧

略語	欧文	和文
ABPA	allergic bronchopulmonary aspergillosis	アレルギー性気管支肺アスペルギルス症
AEF	airspace enlargement with fibrosis	
AE-IP	acute exacerbation of interstitial pneumonia	間質性肺炎の急性増悪
AIP	acute interstitial pneumonia	急性間質性肺炎
ARDS	acute respiratory distress syndrome	急性呼吸窮迫症候群
BAL	bronchoalveolar lavage	気管支肺胞洗浄
BHD	Birt-Hogg-Dubé 症候群	
BO	bronchiolitis obliterans	閉塞性細気管支炎
CHP	chronic hypersensitivity pneumonitis	慢性過敏性肺炎
COP	cryptogenic organizing pneumonia	特発性器質化肺炎
COPD	chronic obstructive pulmonary disease	慢性閉塞性肺疾患
CPFE	combined pulmonary fibrosis and emphysema	気腫合併肺線維症
CTEPH	chronic thromboembolic pulmonary hypertension	慢性血栓塞栓性肺高血圧症
DAB	diffuse aspiration bronchiolitis	びまん性嚥下性細気管支炎
DAD	diffuse alveolar damage	びまん性肺胞傷害
DIP	desquamative interstitial pneumonia	剝離性間質性肺炎
DPB	diffuse panbronchiolitis	びまん性汎細気管支炎
EBUS-TBNA	endobronchial ultrasound-guided transbronchial needle aspiration	超音波気管支内視鏡ガイド下経気管支針生検
EGPA	eosinophilic granulomatosis with polyangiitis	好酸球性多発血管炎性肉芽腫症
EP	eosinophilic pneumonia	好酸球性肺炎
HABA	HTLV-1 associated bronchiolo-alveolar disorder	HTLV-1 関連細気管支・肺胞障害
HP	hypersensitivity pneumonitis	過敏性肺臓炎
HRCT	high-resolution computed tomography	高分解能 CT
IIPs	idiopathic interstitial pneumonias	特発性間質性肺炎

IPAF	interstitial pneumonia with autoimmune features	自己免疫性特徴をもつ間質性肺炎
IPF/UIP	idiopathic pulmonary fibrosis/usual interstitial pneumonia	特発性肺線維症/通常型間質性肺炎
LAM	lymphangioleiomyomatosis	リンパ脈管筋腫症
LCDD	light chain deposition disease	軽鎖沈着症
LCH	Langerhans' cell histiocytosis	ランゲルハンス細胞組織球症
LIP	lymphocystic interstitial pneumonia	リンパ球性間質性肺炎
LTOT	long term oxygen therapy	長期酸素療法
MAC	*Mycobacterium avium* complex	
MDD	multidisciplinary discussion	多職種による議論
MPA	microscopic polyangiitis	顕微鏡的多発血管炎
NPPV	noninvasive positive pressure ventilation	非侵襲的陽圧換気法
NSIP	nonspecific interstitial pneumonia	非特異性間質性肺炎
OLB	open lung biopsy	開胸肺生検
OP	organizing pneumonia	器質化肺炎
PCP	*Pneumocystis* pneumonia	ニューモシスチス肺炎
PM/DM	polymyositis/dermatomyositis	多発性筋炎/皮膚筋炎
PPFE	pleuroparenchymal fibroelastosis	
RA	rheumatoid arthritis	関節リウマチ
RB-ILD	respiratory bronchiolitis-associated interstitial lung disease	呼吸細気管支炎を伴う間質性肺疾患
SBS	sinobronchial syndrome	副鼻腔気管支症候群
SLB	surgical lung biopsy	外科的肺生検
SLE	systemic lupus erythematosus	全身性エリテマトーデス
SSc	systemic sclerosis	全身性強皮症
TBLB	transbronchial lung biopsy	経気管支肺生検
UIP	usual interstitial pneumonia	通常型間質性肺炎
VATS肺生検	video-assisted thoracoscopic surgery	胸腔鏡下肺生検

もくじ

I 呼吸器疾患における びまん性肺疾患の位置づけ　　喜舎場 朝雄　1

1. びまん性肺疾患の高齢化社会における認識の必要性 …… 1
2. どのような場合にびまん性肺疾患を疑うか …………… 4
3. 関連するおもなガイドライン …………………………… 7

II 問診のポイント　　保田 祐子・一門 和哉　12

1. 患者背景と受診動機，臨床症状をとらえる …………… 12
2. 病歴を聴取していく ……………………………………… 16

III 重要な身体所見　　喜舎場 朝雄　22

1. 身体診察で注意して診る点 ……………………………… 22
2. 異常な身体所見と検査結果との照合 …………………… 31

IV 有効な血液検査の提出方法　　杉本 親寿　33

1. IIPsの診断アルゴリズム ………………………………… 35
2. 一次検査項目 ……………………………………………… 35
3. 二次検査項目 ……………………………………………… 39

V 胸部単純X線写真とCTの活用法　　坂井 修二　44

1. びまん性肺疾患の診断における
胸部単純X線写真とCT所見の上手な活用法 …… 44
2. HRCTによる二次小葉の解剖 …………………… 55
3. HRCTによるびまん性粒状結節の鑑別診断 …… 57
4. 肺気腫と関連疾患のHRCT所見 ………………… 64

VI 肺機能検査の意義　　馬場 智尚　67

1. 呼吸機能検査 ……………………………………… 67
2. 動脈血ガス分析 …………………………………… 72
3. 6分間歩行試験 …………………………………… 75

VII 気管支鏡の適応と結果の解釈, 外科的肺生検について　　榎本 紀之　79

1. 気管支鏡検査 ……………………………………… 79
2. SLB ………………………………………………… 85

VIII 病理検査の必要性　　武村 民子　90

1. びまん性肺疾患における経気管支肺生検標本および
外科的肺生検標本の意義 ………………………… 90
2. 外科的肺生検による病理診断 …………………… 93
3. UIP, NSIP, OPの病理診断のポイント …………… 98

IX 治療総論　　　　　　　　　　　　　　　片岡 健介　109

1. びまん性肺疾患の治療の目標 ……………………………… 109
2. びまん性肺疾患に対する治療 ……………………………… 110
3. 社会資源の活用
   （難病医療費助成制度，身体障害者手帳，介護保険）…… 115
4. 患者・家族への説明 ………………………………………… 115

X 治療戦略　　　　　　　　　　　　　　　　　　　　　117

a 特発性肺線維症の治療 …………………… 宮本　篤　117

1. 治療に関係する基本的な疾患概念 ………………………… 117
2. ガイドラインにみる治療の変化 …………………………… 119
3. IPF に推奨される一次治療 ………………………………… 119
4. プレドニゾロン＋免疫抑制薬および
   N-acetylcysteine（NAC）療法の現在の位置づけ ………… 122
5. 「科学的に有効である」治療とは ………………………… 122
6. よりよい治療のために ……………………………………… 123
7. 合併症の治療 ………………………………………………… 125
8. 今後の治療薬の方向性について …………………………… 127

b 非特異性間質性肺炎の治療 ……………… 宮本　篤　130

1. NSIP とは …………………………………………………… 130
2. 治療について ………………………………………………… 132
3. 二次性 NSIP の治療 ………………………………………… 134

c 特発性器質化肺炎の治療 ……………………… 宮本 篤　137

- ❶ 器質化肺炎とは ……………………………………… 137
- ❷ 「線維化」のメカニズムと治療戦略 ………… 137
- ❸ COP の治療について ……………………………… 140
- ❹ 二次性 OP の治療 …………………………………… 141

d 薬剤性肺障害の治療 ……………………… 松島 秀和　143

- ❶ 薬剤性肺障害とは …………………………………… 143
- ❷ 診断のポイント ……………………………………… 144
- ❸ 治療の考え方 ………………………………………… 147

e 過敏性肺炎の治療 ………………………… 松島 秀和　148

- ❶ 過敏性肺炎とは ……………………………………… 148
- ❷ 診断のポイント ……………………………………… 149
- ❸ 原因抗原の検索 ……………………………………… 151
- ❹ 治療の考え方 ………………………………………… 152
- ❺ 過敏性肺炎の管理—CHP と急性増悪，肺癌— …………… 153

索　引 …………………………………………………………… 154

謹　告

編者，著者ならびに出版社は，本書に記載されている内容について最新かつ正確であるよう最善の努力をしております．しかし，薬の情報および治療法などは医学の進歩や新しい知見により変わる場合があります．薬の使用や治療に際しては，読者ご自身で十分に注意を払われることを要望いたします．　　　　株式会社 南江堂

呼吸器疾患におけるびまん性肺疾患の位置づけ

喜舎場 朝雄

POINTS
- 加齢とともにびまん性肺疾患も増加する．
- 50歳以上で喫煙歴があれば特発性肺線維症（IPF）を疑うきっかけになる．
- 鑑別疾患も意識した詳細な問診が重要である．
- 胸部単純X線写真で下肺野に注目する．
- 臨床経過の把握は大切である．

1 びまん性肺疾患の高齢化社会における認識の必要性

わが国の一般人口の高齢化に伴い，呼吸器疾患の頻度は着実に増えていくことが予想される．肺炎を代表とする呼吸器感染症や気管支喘息・慢性閉塞性肺疾患（chronic obstructive pulmonary disease：COPD）などに比べ，びまん性肺疾患は一般医や若手医師にはなじみが薄いと思われるが，びまん性肺疾患でもっとも多いといわれている特発性肺線維症（idiopathic pulmonary fibrosis：IPF）は喫煙歴のある50歳以上の男性に多いことから，同様の危険因子をもつ心筋梗塞や脳梗塞などの循環器・血液疾患やCOPDなどに併存することもある．また，健康診断で偶然，両側下肺野中心の異常陰影が認められかかりつけ医や専門医に紹介になったり，手術前の胸部単純X線写真で初めて間質性肺炎の可能性を指摘されて呼吸器内科に紹介になる場合もある．

米国などの疫学調査でIPF患者は10万人に10～30人程度の頻度で存在するとの報告もあり，わが国では厚生労働省のびまん性肺疾患に関する研究班の研究で特発性間質性肺炎（idiopathic interstitial pneumonias：IIPs）の臨

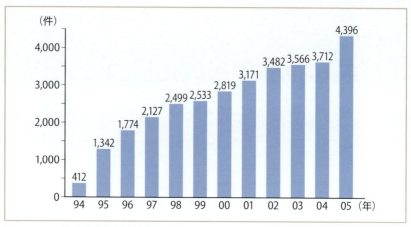

図1　IPFの特定疾患医療受給者数の年次推移
(大野彰二,ほか：臨床調査個人票に基づく特発性間質性肺炎の全国疫学調査. 日呼吸会誌 45：759-765, 2007)

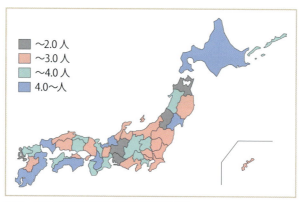

図2　IPFの地域別特定疾患医療受給者数
(大野彰二,ほか：臨床調査個人票に基づく特発性間質性肺炎の全国疫学調査. 日呼吸会誌 45：759-765, 2007)

床調査個人票のデータに基づく大きな報告がこれまで2つなされてきた[1,2]. 2007年の最初の報告では,年々特定疾患医療受給者が増加し,全国にまんべんなく患者がいることがわかる(図1, 2)[1]. 発症年齢ではわが国では男

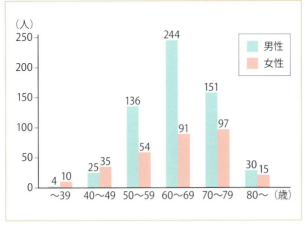

図3　IPF 患者の発症年齢

(大野彰二,ほか：臨床調査個人票に基づく特発性間質性肺炎の全国疫学調査.日呼吸会誌 **45**：759-765,2007)

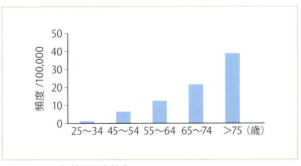

図4　IPF の年齢別発症頻度

(Thannickal J, et al：Blue journal conference. Aging and susceptibility to lung disease. Am J Respir Crit Care Med **191**：261-269, 2015)

女とも60歳以上にピークがあり(図3)[1],2015年の米国の報告では75歳以上で10万人当たり40名の頻度で発症となっている(図4)[3].

危険因子の喫煙状況を分析すると,男性では圧倒的に喫煙者が多く,一方で非喫煙者のIPFは2倍以上の頻度で女性に多いことがわかる(図5)[1].職業性を中心とする粉塵曝露がある患者では,約16倍の頻度で男性に多い(図6)[1].2015年に発表されたびまん性肺疾患に関する調査研究班の400名を

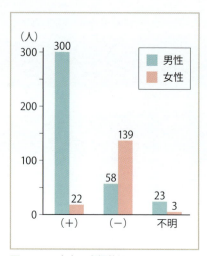

図5　IPF 患者の喫煙状況
(大野彰二，ほか：臨床調査個人票に基づく特発性間質性肺炎の全国疫学調査．日呼吸会誌 45：759-765, 2007)

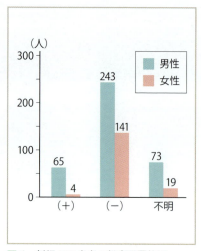

図6　新規 IPF 患者の粉塵曝露状況
(大野彰二，ほか：臨床調査個人票に基づく特発性間質性肺炎の全国疫学調査．日呼吸会誌 45：759-765, 2007)

超える調査結果で，IIPs のなかでもっとも多い IPF は 4：1 の頻度で男性に多く，調査票に記載された患者の年齢層は 60 歳以上の患者が 4：1 の割合で 60 歳以下より多いことがわかった．また，発症年齢では約 90％ が 50 歳以上となっており，国際的なデータと合致する (表 1)[2]．生命予後に目を向けると，症状発現から平均 8 年で約 50％ の患者が，病院初診後 5 年前後で約 50％ の患者が死亡していることが判明した (図 7，8)[2]．さらに，初診時に呼吸器症状がある群は無症状群に比較して予後不良であった (図 9)[2]．以上のことから，びまん性肺疾患は高齢者で診断が遅れると予後不良になる可能性があり，一般医と専門医との密な連携が求められる疾患であることがうかがえる．

2　どのような場合にびまん性肺疾患を疑うか

わが国のこれまでの全国調査も踏まえると，喫煙歴さらに経時的な職業歴，健診歴などを確認して，特に 50 歳以上の男性で喫煙歴があり乾性咳嗽

表1 IPFの疫学

調査項目		IPF (321)		NSIP (82)		他の間質性肺炎 (15)		分類不能 (18)		計 (436)
		症例数	%	症例数	%	症例数	%	症例数	%	症例数
性別	男性	253	78.8	36	43.9	10	66.7	14	77.8	313
	女性	68	21.2	46	56.1	5	33.3	4	22.2	123
年齢	≦60	67	20.9	32	39.0	7	46.7	4	22.2	110
	61〜65	67	20.9	20	24.4	3	20.0	6	33.3	96
	66〜70	68	21.2	16	19.5	2	13.3	2	11.1	88
	71〜75	77	24.0	10	12.2	1	6.7	3	16.7	91
	≦76	41	12.8	4	4.9	2	13.3	2	11.1	49
	分類不能	1	0.3	0	0.0	0	0.0	1	5.6	2
発症年齢	50≦	296	92.2	66	80.5	13	86.7	17	94.4	392
	<50	20	6.2	14	17.1	2	13.3	1	5.6	37
	分類不能	5	1.6	2	2.4	0	0.0	0	0.0	7

IPF:特発性肺線維症,NSIP:非特異性間質性肺炎
(Bando M, et al:A prospective survey of idiopathic interstitial pneumonias in a web registry in Japan. Respir Investig **53**:51-59, 2015)

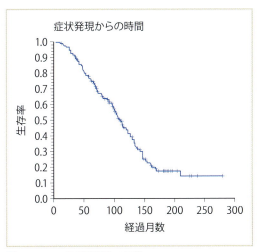

図7 IPFの症状発現後の予後

(Bando M, et al:A prospective survey of idiopathic interstitial pneumonias in a web registry in Japan. Respir Investig **53**:51-59, 2015)

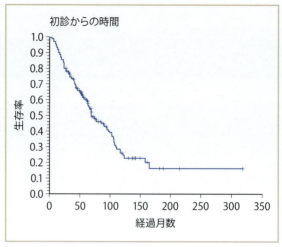

図8 IPFの最初の受診からの予後

(Bando M, et al:A prospective survey of idiopathic interstitial pneumonias in a web registry in Japan. Respir Investig **53**:51-59, 2015)

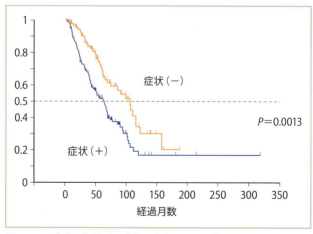

図9 IPF患者の初診時の症状の有無による予後

(Bando M, et al:A prospective survey of idiopathic interstitial pneumonias in a web registry in Japan. Respir Investig **53**:51-59, 2015)

や日常生活のなかでわずかでも呼吸困難がある患者ではびまん性肺疾患を疑い，重要な鑑別疾患となる膠原病などの可能性も踏まえて問診と身体所見をとることが肝要である．

3 関連するおもなガイドライン

2011年に発表された米国胸部学会（ATS）を中心としたIPFのガイドラインでは，従来の臨床的な診断の重要性は保持しながら，胸部高分解能CT（high-resolution computed tomography：HRCT）の所見を重んじていることがわかる．表2[4]に示すように，IPFの画像所見の分布ならびに頻度の高いものについて優先順位をつけて記載し，それらの項目を満たす数が多いほどIPFの可能性が高いと判断される[4]．一般医のレベルでは胸部CTを日常的に撮影することは困難なので，胸部単純X線写真で両側下肺野中心に網状・線状陰影で横隔膜のラインを不明瞭にする所見があれば，専門医への紹介をすすめる．

図10[4]，11[4]に示すように本ガイドラインのアルゴリズムでも，最初に

表2　胸部HRCTによるUIPの分類

UIPパターン （下記4つを満たすこと）	possible UIPパターン （下記3つを満たすこと）	inconsistent with UIPパターン （下記7つのいずれか）
・胸膜直下，肺底部優位 ・網状影 ・蜂巣肺（牽引性気管支拡張の有無を問わず） ・UIPに合致しない所見をもたない（inconsistent with UIPパターンの列参照）	・胸膜直下，肺底部優位 ・網状影 ・UIPに合致しない所見をもたない（inconsistent with UIPパターンの列参照）	・上中肺野優位な分布 ・気管支血管周囲に優位 ・すりガラス様陰影が広範（網状影より範囲が広い） ・多数の小結節影（両側性または上肺野優位） ・囊胞散在（多発性，両側性，蜂巣肺より離れた領域に） ・びまん性モザイク状陰影/air trapping（両側性，3葉以上） ・気管支・肺の区域，葉に及ぶコンソリデーション

UIP：usual interstitial pneumonia（通常型間質性肺炎）
(Raghu G, et al：An official ATS/ERS/JRS/ALAT statement：idiopathic pulmonary fibrosis：evidence-based guidelines for diagnosis and management. Am J Respir Crit Care Med **183**：788-824, 2011)

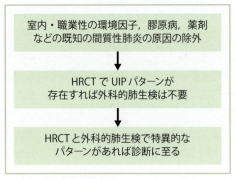

図10　IPFの診断の目安
（Raghu G, et al：An official ATS/ERS/JRS/ALAT statement：idiopathic pulmonary fibrosis：evidence-based guidelines for diagnosis and management. Am J Respir Crit Care Med **183**：788-824, 2011）

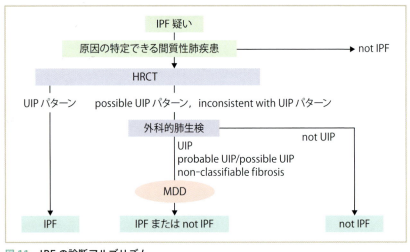

図11　IPFの診断アルゴリズム
MDD：multidisciplinary discussion（多職種による議論）
（Raghu G, et al：An official ATS/ERS/JRS/ALAT statement：idiopathic pulmonary fibrosis：evidence-based guidelines for diagnosis and management. Am J Respir Crit Care Med **183**：788-824, 2011）

　環境・膠原病・薬剤などの関与を除外することが重要な出発点であると明記されており，問診によりいかにIPFを疑い，鑑別疾患を列挙できるか詰めることが大切である．2011年のわが国のガイドラインにもあるように，IPFの

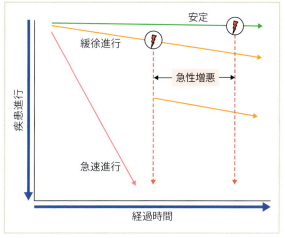

図12　IPFの自然経過

(Raghu G, et al：An official ATS/ERS/JRS/ALAT statement：idiopathic pulmonary fibrosis：evidence-based guidelines for diagnosis and management. Am J Respir Crit Care Med **183**：788-824, 2011)

表3　IPFの致死率と関連する因子

基礎因子	・呼吸困難の程度 ・肺拡散能が予測値の40％未満 ・6分間歩行試験中に酸素飽和度が88％以下になる ・HRCTでの蜂窩肺の範囲 ・肺高血圧
長期的因子	・呼吸困難の進行 ・努力性肺活量（FVC）が絶対値で10％以上の低下 ・肺拡散能が絶対値で15％以上の低下 ・HRCTで線維化の悪化

(Raghu G, et al：An official ATS/ERS/JRS/ALAT statement：idiopathic pulmonary fibrosis：evidence-based guidelines for diagnosis and management. Am J Respir Crit Care Med **183**：788-824, 2011)

　自然経過はほぼ状態が不変の群から，急速進行性あるいは急性増悪とよばれる突然呼吸状態の著しい悪化を示す病態までさまざまであり[5]，定期的にかかりつけ医と専門医とが情報交換をしながらフォローを行い，個々の患者の経過を追跡する必要がある（図12）[4]．ひとたびIPFを疑った場合には，表3[4]に示すように診断時の呼吸困難のレベル，肺機能検査や専門施設での6

表4 主要な IIps の分類

分類	臨床・画像・病理診断	関連する画像病理形態学的パターン
慢性線維性間質性肺炎	IPF	UIP
	INSIP	NSIP
喫煙関連間質性肺炎	RB-ILD	RB
	DIP	DIP
急性/亜急性間質性肺炎	COP	OP
	AIP	DAD

IPF：idiopathic pulmonary fibrosis, UIP：usual interstitial pneumonia, INSIP：idiopathic nonspecific interstitial pneumonia, RB-ILD：respiratory bronchiolitis-interstitial lung disease, DIP：desquamative interstitial pneumonia, COP：cryptogenic organizing pneumonia, AIP：acute interstitial pneumonia, DAD：diffuse alveolar damage
(Travis WD, et al：An official American Thoracic Society/European Respiratory Society statement：Update of the International multidisciplinary classification of the idiopathic interstitial pneumonias. Am J Respir Crit Care Med 188：733-748, 2013)

分間歩行試験，肺高血圧の評価を行い，その変化および必要時には胸部CTで専門医に病勢を評価してもらうことが重要である．

また，2013年に日本呼吸器学会も参画したIIPsの国際ガイドラインが発表されたが，前回までの分類法と異なり，主要疾患を6つにしてまれなものや分類不能群を分けたのが特徴となっている[6]．上記ガイドラインは一般医の先生方にとって日常臨床の場での遭遇頻度が高い主要疾患群のなかでもIPF，膠原病の可能性を常に念頭に置くべき非特異性間質性肺炎（nonspecific interstitial pneumonia：NSIP），しばしば細菌性肺炎との鑑別診断となる器質化肺炎の頻度の高い上位3つの疾患を意識しており，本書でもこの3疾患を軸に治療までふれてもらった(p.13「Ⅱ 問診のポイント」表1参照)．加えて上記ガイドラインでは，臨床経過と喫煙の関与の強度によりIIPsを3群に分類する実用的なアプローチがとられている(表4)[6]．びまん性肺疾患を疑う場合には，臨床経過と疫学をしっかりと組み合わせて専門医につないでいくことの重要性を強調したい．

文 献

1) 大野彰二，ほか：臨床調査個人票に基づく特発性間質性肺炎の全国疫学調査. 日呼吸会誌 45：759-765, 2007
2) Bando M, et al：A prospective survey of idiopathic interstitial pneumonias in

a web registry in Japan. Respir Investig **53**：51-59, 2015
3) Thannickal VJ, et al：Blue journal conference. Aging and susceptibility to lung disease. Am J Respir Crit Care Med **191**：261-269, 2015
4) Raghu G, et al：An official ATS/ERS/JRS/ALAT statement：idiopathic pulmonary fibrosis：evidence-based guidelines for diagnosis and management. Am J Respir Crit Care Med **183**：788-824, 2011
5) 日本呼吸器学会びまん性肺疾患診断・治療ガイドライン作成委員会（編）：特発性間質性肺炎診断と治療の手引き，第2版，南江堂，東京，pp67-73, 2011
6) Travis WD, et al：An official American Thoracic Society/European Respiratory Society statement：Update of the International multidisciplinary classification of the idiopathic interstitial pneumonias. Am J Respir Crit Care Med **188**：733-748, 2013

II 問診のポイント

保田 祐子・一門 和哉

> **POINTS**
> ・患者は生活背景や職業歴などが自らの病気に関連するとは思わないこともあるので，疑わしい病態に応じて詳細に聴取する．
> ・あくまで診断に重要である点を説明したうえで質問していく．
> ・病歴から通常の抗菌薬治療に反応しない肺疾患が疑われた場合，あるいは適切な抗菌薬治療に反応しない肺炎と判断した場合，速やかに詳細な検査が可能な施設に紹介する．

まず，びまん性肺疾患の一覧を表1に示す．

1 患者背景と受診動機，臨床症状をとらえる

a 年齢

特発性肺線維症（idiopathic pulmonary fibrosis：IPF）は50歳代以上に多く，一方で膠原病関連の間質性肺炎やリンパ脈管筋腫症（lymphangioleiomyomatosis：LAM），サルコイドーシス，急性好酸球性肺炎，Hermansky-Pudlak症候群のような遺伝性疾患に伴う間質性肺炎などは比較的若年者で発症することが多い．

b 性差

男女差の大きい疾患として，LAMは妊娠可能な女性に多く，IPFは男性に多い．関節リウマチに伴う肺病変は男性に多いが，その他の膠原病に伴う肺病変は女性に多い．そのため女性では膠原病を念頭に問診することが重要である．

表1 びまん性肺疾患一覧

特発性間質性肺炎（idiopathic interstitial pneumonias：IIPs）
- 特発性肺線維症（idiopathic pulmonary fibrosis：IPF）
- 非特異性間質性肺炎（nonspecific interstitial pneumonia：NSIP）
- 急性間質性肺炎（acute interstitial pneumonia：AIP）
- 特発性器質化肺炎（cryptogenic organizing pneumonia：COP）
- 剥離性間質性肺炎（desquamative interstitial pneumonia：DIP）
- 呼吸細気管支炎を伴う間質性肺疾患（respiratory bronchiolitis-associated interstitial lung disease：RB-ILD）
- リンパ球性間質性肺炎（lymphocytic interstitial pneumonia：LIP）
- pleuroparenchymal fibroelastosis（PPFE）
- 分類不能型特発性間質性肺炎（unclassifiable IIPs）

IIPs以外の原因不明疾患
- サルコイドーシス
- 好酸球性肺炎（急性/慢性）
- リンパ脈管筋腫症（lymphangioleiomyomatosis：LAM）
- 肺胞蛋白症
- Hermansky-Pudlak症候群
- Langerhans細胞組織球症
- 鉄肺症
- アミロイドーシス
- 肺胞微石症
- 肺胞出血

職業・環境性肺疾患
- 過敏性肺炎（急性/慢性）
- 塵肺症（アスベスト肺，珪肺など）

膠原病および関連肺疾患
- 関節リウマチ（RA）
- 多発性筋炎/皮膚筋炎（PM/DM）
- 全身性エリテマトーデス（systemic lupus erythematosus：SLE）
- 強皮症（全身性硬化症）
- 混合性結合組織病
- Sjögren症候群
- Behçet病
- 好酸球性多発血管炎性肉芽腫症（eosinophilic granulomatosis with polyangiitis：EGPA）
- 結節性多発動脈炎
- 顕微鏡的多発血管炎
- ANCA関連肺疾患
- UCTD（undifferentiated connective tissue disease），
- LD-CTD（lung dominant connective tissue disease），
- AIF-ILD（autoimmune featured-interstitial lung disease）

医原性肺疾患
- 薬剤性肺障害
- 放射線肺臓炎
- 酸素中毒
- ほか

気道系が関与する肺疾患
- びまん性汎細気管支炎
- immotile cilia症候群
- 囊胞性線維症（cystic fibrosis）

腫瘍性肺疾患
- 細気管支肺胞上皮癌
- 癌性リンパ管症
- 癌血行性肺転移
- 悪性リンパ腫
- Castleman病
- リンパ腫様肉芽腫症
- Kaposi肉腫

感染性肺疾患
- ウイルス性肺炎
- 非定型肺炎（クラミジア肺炎，マイコプラズマ肺炎，レジオネラ肺炎）
- 日和見感染症（ニューモシスチス肺炎，サイトメガロウイルス肺炎）
- 抗酸菌感染症（粟粒結核，非結核性抗酸菌症）
- 肺真菌症

その他のびまん性肺疾患
- 急性心不全あるいは腎不全に伴う肺水腫
- 急性呼吸窮迫症候群（acute respiratory distress syndrome：ARDS）
- 高地肺水腫
- HIV関連肺疾患
- HTLV-1関連肺疾患
- IgG4関連肺疾患

C 臨床症状

　主訴として健診時発見の無症状のものから，咳嗽，呼吸困難などが出現してから病院を受診するものまである．

1) 咳嗽，喀痰，血痰

　間質性肺炎では咳嗽はおもに乾性咳嗽で，喀痰は伴っても少量であることが多い．また夜間や労作によって増強する傾向がある．膠原病肺の場合は，間質性肺炎に気道病変が合併することも少なくないため，間質性肺炎であっても必ずしも乾性咳嗽とは限らない．咳の程度は病状進行の予測因子でもある．湿性咳嗽の場合，膿性痰があれば感染症の合併，血痰や泡沫状痰などを伴う場合は肺胞出血，心不全に伴う肺水腫などが考慮される．

2) 呼吸困難

　呼吸困難に関しては，安静時あるいは労作時など発生時の状況を確認する．高齢者では労作時に呼吸困難を伴うが，年齢の影響だとして認識されていないこともある．呼吸困難は客観的にmMRCスケール（修正MRCスケール）で表現する（表2）．IPF症例では，初診時の呼吸困難度の程度が努力性肺活量（FVC）や予後を反映することが報告されている．

3) ばち指

　二次性のものは慢性肺疾患に伴って認められ，成因は不明であるが爪床の線維血管組織の増殖によるものと考えられている．肺癌や消化器疾患，循環器疾患でも認められる．報告によりばらつきがあるが，IPFの30％に認められるとされる[1]（p.27「Ⅲ　重要な身体所見」図4参照）．

4) 胸痛

　びまん性肺疾患のみで胸痛を伴うことは少ない．気胸を伴うと胸痛が出現することがあり，気胸に伴う胸痛が初発症状で発見されることもある．ある

表2　modified Medical Research Council Scale（mMRCスケール）

mMRC 0	全く生活に支障がない
mMRC 1	階段などの負荷で息切れが出る
mMRC 2	平地歩行で同年代の人より遅れ，自分のペースでゆっくりと歩行可能
mMRC 3	100 mまたは数分間の歩行で休みを必要とする
mMRC 4	着衣・洗面でも息切れがする

いは繰り返す気胸を特徴とする疾患として，LAM や好酸球性肉芽腫症がある．膠原病のうち，漿膜炎を合併する全身性エリテマトーデス（systemic lupus erythematosus：SLE）では胸水貯留を伴わない乾性胸膜炎があり，比較的若年女性での胸痛の原因として鑑別が必要である．

5）喘鳴

喘鳴を伴うびまん性肺疾患は，すなわち細気管支病変を反映しており，好酸球性多発血管炎性肉芽腫症（eosinophilic granulomatosis with polyangiitis：EGPA）などがあげられる．

6）膠原病に伴う症状

膠原病関連の肺疾患では関節症状，筋肉痛，皮疹，Raynaud 症状，光線過敏，ドライアイ，口腔乾燥など，それぞれの疾患に応じた症状の聴取が必要となる（図1）．

特徴的な症候	想定される疾患
朝の手のこわばり	RA
関節痛/腫脹	RA PM/DM SLE SSc
筋痛 筋力低下	PM/DM
皮疹： 爪周囲炎（a） ヘリオトロープ疹（b） 蝶形紅斑 皮膚硬化	PM/DM PM/DM SLE SSc
口腔内乾燥 ドライアイ	Sjögren 症候群
Raynaud 症状	SSc SLE PM/DM RA

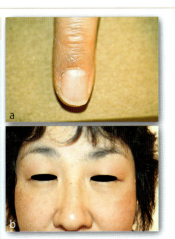

図1 びまん性肺疾患における膠原病を意識した問診事項および身体所見
RA：rheumatoid arthritis（関節リウマチ），PM/DM：polymyositis/dermatomyositis（多発性筋炎/皮膚筋炎），SLE：systemic lupus erythematosus（全身性エリテマトーデス），SSc：systemic sclerosis（全身性強皮症）

7）発熱

びまん性肺疾患で発熱を伴う場合，非定型肺炎などの感染症との鑑別が重要であるが，間質性肺炎急性増悪や薬剤性肺障害などでは発熱を伴うこともある．

2 病歴を聴取していく

a 一般的な病歴

1）発症経過（表3）

症状の経過により鑑別診断を絞ることができる．急性経過ではまず感染症，特に非定型肺炎，心不全，肺血栓塞栓症や，急速進行性間質性肺炎群，さまざまな原因からの急性呼吸窮迫症候群（acute respiratory distress syndrome：ARDS）など急速に悪化しうる病態を念頭に諸検査を行い，迅速に治療を開始することが重要である．subclinical な慢性経過の間質性肺炎が，急性増悪を契機にその存在を認識されることも少なくない．逆に亜急性経過や慢性経過では，感染症の可能性は低くなる．また，過敏性肺炎や薬剤性肺障害，顕微鏡的多発血管炎（microscopic polyangiitis：MPA）に伴う肺病変などはすべての経過を辿る可能性があり，常に念頭に置くべき疾患である．膠原病関連の肺疾患のなかでも clinically amyopathic dermatomyositis

表3 発症経過による鑑別

	急性	亜急性	慢性
	急性呼吸窮迫症候群（ARDS） 急性心不全		慢性心不全の肺水腫
感染症	細菌性肺炎，非定型肺炎，日和見感染症（ニューモシスチス肺炎，サイトメガロウイルス肺炎）		
非感染症	薬剤性肺障害，過敏性肺炎，急性好酸球性肺炎，急性発症の膠原病肺（皮膚筋炎，関節リウマチ），顕微鏡的多発血管炎に伴う肺病変	薬剤性肺障害，過敏性肺炎，慢性好酸球性肺炎，膠原病肺，顕微鏡的多発血管炎に伴う肺病変，特発性間質性肺炎（IPF, NSIP, COP, LIP）	薬剤性肺障害，慢性過敏性肺炎，慢性好酸球性肺炎，膠原病肺，顕微鏡的多発血管炎に伴う肺病変，塵肺，サルコイドーシス，肺胞蛋白症，リンパ脈管筋腫症，好酸球性肉芽腫症，遺伝性疾患に伴う間質性肺炎，特発性間質性肺炎（IPF, NSIP, RB-ILD, DIP, LIP）

(CADM)に伴う肺病変は急性発症し増悪することが知られており，可及的速やかな治療開始が望まれる．

2）喫煙歴

具体的に1日の喫煙本数×喫煙年数あるいはpack-year（1日の喫煙pack数×喫煙年数）で表現する．IPFでは喫煙者が多く，その他の特発性間質性肺炎のなかでも剝離性間質性肺炎（desquamative interstitial pneumonia：DIP）や呼吸細気管支炎を伴う間質性肺疾患（respiratory bronchiolitis-associated interstitial lung disease：RB-ILD），また好酸球性肉芽腫症は喫煙との関連が高いことで知られている．急性好酸球性肺炎は喫煙開始時の若年者に発症することがあるため，初回の喫煙かどうか，あるいは銘柄の変更はなかったかも聴取することが重要となる．

3）既往歴

現在治療中の疾患があれば，それに対する薬剤による薬剤性肺障害を考慮する必要がある．悪性腫瘍の治療中であれば，薬剤性肺障害のほか，放射線治療歴があり照射野に胸部が含まれる場合，放射線肺臓炎を考える必要がある．また抗悪性腫瘍薬治療に伴う免疫低下時期は，その他の免疫不全患者（HIV感染患者や造血器腫瘍，臓器移植後，ステロイドや免疫抑制薬使用者など）と同様に，ニューモシスチス肺炎やサイトメガロウイルス肺炎などの日和見感染症によるびまん性肺疾患に注意する必要がある．

膠原病のなかでは，関節リウマチ，多発性筋炎／皮膚筋炎，強皮症，Sjögren症候群，SLEなどでいわゆる膠原病肺といわれる種々の肺病変が混在する．なかでも関節リウマチでは慢性気道病変から線維化所見，リンパ増殖性肺疾患までさまざまな肺病変を呈しうる．

心疾患の既往がある患者では急性心不全に伴う肺水腫のほか，アミオダロンなど抗不整脈薬による薬剤性肺障害も忘れてはならない．

4）家族歴

ある種のびまん性肺疾患（家族性間質性肺炎や家族内で発症するHermansky-Pudlak症候群など）では遺伝性素因が指摘されている．またHTLV-1関連気管支肺障害（HTLV-1 associated bronchiolo-alveolar disorder：HABA）では成人T細胞性白血病（adult T-cell leukemia：ATL）やHTLV-1関連脊髄症（HAM）の家族歴を有することがある．また感染症では，マイコプラズマ肺炎では家族内発症が生じうる．

5) 薬歴

　すべての薬剤投与中に薬剤性肺障害について注意が必要である．2002年に肺癌の分子標的治療薬ゲフィチニブ（イレッサ®）が販売され，それによる薬剤性肺障害が大きくマスコミで取り上げられて以後，薬剤性肺障害の報告は増加傾向である（表4）[2]．日本人は欧米人と比較して薬剤性肺障害の頻度が高いといわれており，たとえばゲフィチニブでは欧米の10倍とされている[2]．

　まず新規薬剤の開始と症状発症の時期を勘案し，被疑薬を同定することが重要である．薬剤性肺障害には，細胞障害性と免疫系細胞の活性化による障害の2パターンが知られている．このうち免疫系細胞の活性化による障害は，数年にわたって内服継続していた薬剤の免疫賦活作用により引き起こされる．よって被疑薬の同定が難しい場合もあるため，内服薬のなかで，薬剤性肺障害の副作用報告の有無を確認する必要がある．

　漢方薬では小柴胡湯をはじめとする種々の漢方薬による薬剤性肺障害が報

表4　薬剤別間質性肺疾患報告件数の推移

	2004年	2005年	2006年	2007年	2008年	2009年
抗悪性腫瘍薬（分子標的治療薬以外）	322	339	355	388	399	393
抗悪性腫瘍薬（分子標的治療薬）	348	236	174	197	417	341
金製剤	1	3	3	3	1	2
抗菌薬/抗真菌薬	68	70	69	56	64	61
漢方薬	36	47	36	32	33	49
インターフェロン	34	63	80	20	45	49
抗リウマチ薬（生物学的製剤以外）	175	451	136	122	107	91
抗リウマチ薬（生物学的製剤）	16	48	59	49	64	94
消炎鎮痛薬	28	36	19	33	29	25
向精神薬	21	14	31	15	18	13
降圧薬	28	32	38	43	50	46
その他	167	154	161	172	232	218
合計	1,244	1,192	1,161	1,160	1,459	1,382

記載した以外の薬剤は「その他」に含めた．「その他」に含まれる薬剤で報告数が比較的多かったものとして，抗ウイルス薬，抗血栓薬，抗不整脈薬などがある．
〔日本呼吸器学会薬剤性肺障害の診断・治療の手引き作成委員会（編）：薬剤性肺障害の診断・治療の手引き，メディカルレビュー社，東京，pp9, 2013〕

告されている．生薬成分として，特にオウゴンの報告が多いため，成分内容を含めたチェックが必要である．抗悪性腫瘍薬では上述したゲフィチニブをはじめとする分子標的治療薬，あるいは殺細胞性抗癌薬でも薬剤性肺障害をきたす薬剤がある（ブレオマイシン，イリノテカン，ゲムシタビンなど）．また，肺気腫や間質性肺炎，術後肺などで既存肺に正常肺野が少ない患者では薬剤性肺障害のリスクが上昇するともいわれている．その他，免疫抑制薬（シクロホスファミド），金製剤，抗菌薬，抗不整脈薬（アミオダロン），抗リウマチ薬（メトトレキサート，レフルノミド），消炎鎮痛薬（ロキソプロフェンなど），降圧薬，抗ウイルス薬などにも注意が必要である．最近では新規の抗血栓薬や糖尿病治療薬（DPP-4 阻害薬）などでも薬剤性肺障害の報告がある．もちろん健康食品（アマメシバ）の摂取歴を聴取することも忘れてはならない．薬剤性肺障害の情報収集方法としては各種薬剤の添付文書ほか，PNEUMOTOX ONLINE（http://www.pneumotox.com/）のようなインターネットサイトも使用可能である（p.143「X-d 薬剤性肺障害の治療」も参照）．

ⓑ 吸入抗原を意識した病歴（表 5）

1）職業歴

　塵肺（アスベスト肺，珪肺など）や慢性過敏性肺炎（chronic hypersensitivity pneumonitis：CHP）では職業歴の詳細な聴取が重要である．CHP は長期化すると肺野の線維化が進行し，IPF との鑑別が困難となる．疑わしい曝露抗原を同定し，抗原回避を行うことが必要である．

2）生活歴

　上述したように CHP では長期間抗原に曝露されることで肺野の線維化が進行していくため，詳細な生活背景の問診が重要で，特に日本人では鳥抗原によるものが多いとされる[3]．そのため鳥の飼育歴にとどまらず，羽毛布団や羽毛枕の使用歴まで聴取する．さらに，居住環境（古い木造家屋か，築年数，居住地域），清潔状況，鶏糞飼料の使用（ガーデニングなど），空調や加湿器などの使用についても聴取していく．CHP では抗原が明らかな群とそうでない群で予後に差があるとの報告もある[4]．

　多くの病歴を一度にすべて聴取することは時間的な制限があり，患者にも

表5 過敏性肺炎の原因抗原

	疾患	抗原	抗原の源
職業関連	サトウキビ肺	好熱性放線菌	カビの生えたサトウキビの絞りかす
	チーズ製造者肺	Penicillium casei	カビの生えたチーズ
	堆肥肺	Aspergillus 属	堆肥
	麦芽作業者肺	Aspergillus fumigatus, A. clavatus	カビの生えた大麦
	キノコ栽培者肺	好熱性放線菌，Hypsizigus marmoreus，その他外来性キノコ	キノコの堆肥，キノコ
	ジャガイモ選別者肺	好熱性放線菌，Aspergillus	ジャガイモに付着したカビの生えた干し草
	Streptomyces albus 過敏性肺炎	Streptomyces albus	汚染された肥料
	タバコ作業者肺	Aspergillus 属	タバコに付着したカビ
	ワイン醸造者肺	Botrytis cinerea	ブドウに付着したカビ
	木工職人・木こり肺	木くず，Alternaria, Penicillium 属	オーク，スギ，マツ，マホガニーの木くず，カエデ
	農夫肺	好熱性放線菌	カビの生えた干し草，穀物，飼料
	化学薬品作業者肺	イソシアネート	ポリウレタンフォーム，ニス，ラッカー
	洗浄作業者肺	Bacillus subtilis 酵素	洗剤
	金属加工液肺	Mycobacterium 属，Pseudomonas 属	汚染された金属加工液
環境関連	家族性過敏性肺炎	Bacillus subtilis	壁の中の汚染された木くず
	加湿器もしくは空調肺	Aureobasidium pullulans, Candida albicans，好熱性放線菌，Mycobacterium 属，その他微生物	加湿器や空調機の中の汚染された水
	日本の夏型過敏性肺炎	Trichosporon cutaneum, T. asahii, T. mucoides	ハウスダスト，鳥の排泄物
	サウナ肺	Aureobasidium 属ほか	汚染されたサウナの水
	鳥飼い病	オウム，ハト，ニワトリ，七面鳥の蛋白	鳥の排泄物または羽毛

負担をかけることになるため，特に急性経過の病態においてはまず緊急性のある病態を見逃さないための質問を優先させる．慢性経過の病態であっても，質問の意図を説明しないまま一方的に質問攻めにすることは，患者に不信感を抱かせるきっかけともなりうる．適切な医師-患者関係を築きながら，必要性を説明しつつ詳細な病歴聴取を行うことが治療につながると考えられる．

文　献

1) Bando M, et al：A prospective survey of idiopathic interstitial pneumonias in a web registry in Japan. Respir Investig **53**：51-59, 2015
2) 日本呼吸器学会薬剤性肺障害の診断・治療の手引き作成委員会（編）：薬剤性肺障害の診断・治療の手引き，メディカルレビュー社，東京，pp9，2013
3) Okamoto T, et al：Nationwide epidemiological survey of chronic hypersensitivity pneumonitis in Japan. Respir Investig **51**：191-199, 2013
4) Fernández Pérez ER, et al：Identifying an inciting antigen is associated with improved survival in patients with chronic hypersensitivity pneumonitis. Chest **144**：1644-1651, 2013

III 重要な身体所見

喜舎場 朝雄

> **POINTS**
> ・臨床経過を加味して診察に入る．
> ・栄養状態と呼吸状態を常に把握する．
> ・頸部には大切な情報がある．
> ・胸部聴診では肺底部に情報量が多い．
> ・膠原病の可能性はいつも念頭に置く．

1 身体診察で注意して診る点

a 臨床経過について

びまん性肺疾患の重要な鑑別疾患となる感染症では，1週間以内の経過は急性，1週間～1ヵ月以内の経過は亜急性，月単位の経過は慢性と考える．それぞれの経過で鑑別疾患が大きく異なってくるため，この区分は重要である．

一方，びまん性肺疾患では1ヵ月以内は急性，3ヵ月未満は亜急性，3ヵ月以上は慢性ととらえる．経過を踏まえて有力鑑別疾患を念頭に置き身体診察に入るべきである．

b 全身状態について

見た目で呼吸促迫状態がわかり，慢性閉塞性肺疾患（chronic obstructive pulmonary disease：COPD）などの閉塞性肺疾患の合併もあると前傾姿勢をとることが多く，高度の拘束性障害がある患者では鼻翼が陥凹する鼻翼呼吸がみられたりする．一般に慢性呼吸器疾患患者における急性の呼吸状態悪化

では，起坐呼吸を呈することが多い．高齢者の急性呼吸不全で鑑別になるうっ血性心不全では，起坐呼吸で後傾姿勢を保とうとすることが多い．また，脱水の有無は最近の食事の摂取状況と体重減少と関連させて確認すべき重要な問診項目である．さらに睡眠状況と便通も確認しておく．身なりや衛生状況も把握する．

1）意識レベル

これも呼吸器疾患を診る際に重要な評価項目で，高齢者では急性呼吸不全の場合の主訴としてしばしば認められる[1]．

また，COPDや重症のびまん性肺疾患で高度の拘束性障害がある患者において，高炭酸ガス血症により意識の変容をきたすことがある．よって急性の意識障害がある患者においては，脳血管障害，電解質異常などを除外しながら必要に応じて血液ガスのチェック，pH，炭酸ガス分圧の評価が求められる．その際に同時に羽ばたき振戦がみられることが多い．

2）頭部所見

呼吸器疾患の診察において肝要なのは，五感をすべて活用していくことである．びまん性肺疾患の患者では，肺高血圧の合併により右心負荷が増強し，肺性心の進行で顔面浮腫が認められることがある．問診での体重増加の有無の確認も必要である．具体的には眼瞼浮腫と顔面全体の浮腫について，家族の評価も含めて聞き出すとよい．鼻翼呼吸は基礎疾患として高度の拘束性障害（結核後遺症，間質性肺炎など）のある患者に，肺炎や胸水，リンパ路を侵す病態が合併するとみられることがある．

3）口腔・咽頭所見

口唇全体や舌の色が紫色調であれば中心性チアノーゼの所見であり，一般的に血中ヘモグロビン値が正常であれば，酸素飽和度が75％未満の高度の低酸素血症の際に出現する所見である．びまん性肺疾患の患者に広範囲の細菌性肺炎を合併した場合や，間質性肺炎の急性増悪時にみられることがある．口腔内の衛生状態は呼吸器感染症のリスクになるので，しっかりと確認することが重要である．口腔内の細菌叢と下気道の細菌叢とが一致するとの報告もある．さらに，舌は脱水の評価の指標にもなる．

4）頸部

頸静脈の怒張は重要な所見であり，一般に閉塞性肺疾患の急性期では吸気時に虚脱し，呼気時に怒張することが多い．一方，左心不全では呼吸に関係

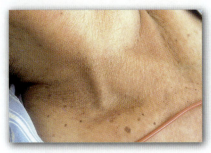

図1 頸静脈の怒張

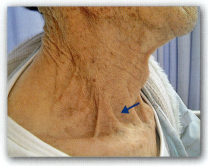

図2 胸鎖乳突筋の肥大
(喜舎場朝雄:身体所見のポイント—呼吸器科から.呼吸と循環 **54**:1341-1344, 2006)

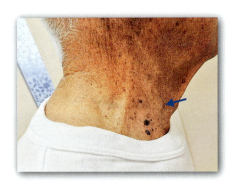

図3 中斜角筋の肥大

なく怒張する(図1).呼吸補助筋のうち胸鎖乳突筋の肥大は主として閉塞性肺疾患でみられ(図2)[2],中斜角筋の肥大は拘束性疾患で認められる[3](図3).このような肺に基礎疾患をもつ患者が肺炎を起こすと,呼吸補助筋を優位に使用していることが多い.また,高度の閉塞性肺疾患の患者の場合には,吸気時に鎖骨上窩の陥凹がみられることがある.

5) 胸部所見

a) 視診

一側の広範囲の間質性肺炎があれば,患側の胸郭の動きが低下している可能性がある.また,患者の呼吸筋疲労があれば胸部と腹部の協調運動の消

失，すなわち奇異性運動がみられる．横隔膜の疲労を示唆しており，多発肋骨骨折でもみられる所見である．

Hoover sign（下部肋間筋の吸気時の陥凹および下部肋骨角の鋭角化）は，1秒量（FEV_1）が0.7 L未満か終末呼気肺気量（EELV）が95％以上の場合に出現する．

b）触診

前胸部に手で軽く触れると，波動を触れることがある．これはrattlingとよばれる中枢気道の過剰な分泌物を反映した所見であり，特に長期臥床患者など自力で喀痰排出が困難な状況で認められる．もう1つの重要な触診所見に，声音振盪がある．これは患者が話したり歌ったりする際に，胸壁上に置いた医師の手に感じられる振動のことである．男性でより顕著になりやすく，低調な声のほうが肺組織を介して容易に伝達されるためと考えられている．声音振盪は一般に肺炎などでみられる所見であり，非対称性の場合が異常所見で，間質性肺炎では強い炎症を生じた側が硬化のために増強する．また，胸水を合併した場合には胸壁と肺との距離が開くことで減弱することがある．また，半坐位にして胸骨近傍で心室の拍動を触れる場合は，parasternal heaveとよばれる肺性心を疑う所見である．これは心臓超音波検査で推定肺動脈収縮期圧が50 mmHg以上になるとみられることがある．

c）打診

直接法と間接法があるが，今日では左手中指を用いた間接法が主流である[4]．打診音は鼓音（通常は腹部で聴取），共鳴音（正常肺で聴取），濁音（肝臓で聴取）の3種類に分けられる．非対称性の濁音は発熱や咳のある患者の肺炎（陽性尤度比＝3.0）[4]や胸部単純X線での異常を示唆する（陽性尤度比＝3.0）といわれている．

d）聴診

聴診においては，同じ高さで左右差に注意して聴いていくことが重要である．

声音共鳴とは，聴診器を患者の胸に当てて聞く患者の音声のことである．患者に母音の「イー」を発音させ，「アー」という音が聴き取れれば，ヤギ声とよばれる所見であり，片側の狭い範囲で聴取されれば肺炎や胸水が示唆される．気管支呼吸音はbronchial breathingともよばれ，健常者の気管や右肺尖部でも聴取される[5]．それ以外の部位でこの音が聴取される場合には，びまん性肺疾患に関連した病態として容量減少のある領域の反映が示唆され

る．そのほか換気スペースが減少する病態，すなわち間質性肺炎の線維化のある領域・高度の気管支拡張症・巨大ブラ・葉切除または肺全摘術を施行した部位などでも聴取されることがある．副雑音のうち断続性雑音はクラックル（crackles）とよばれる．

① early-to-mid inspiratory crackles

吸気の早期にアクセントがある断続性雑音．性状は粗く（coarse），気管支炎や肺炎の一部で聴取される．気管支拡張症やCOPDでは元々この雑音が聴取されることがあり，可能なら以前の音との比較検討も重要である．びまん性肺疾患に細菌性肺炎を合併した患者の治療経過中に聴取されることがある．

② holo-inspiratory crackles

一定の強度で聴取される断続性雑音で，肺炎の急性期によく聴取される．性状は①と同様coarseで，聴取される音の強弱が一定というのがポイントで，聴取される音の長さは重要ではない．うっ血性心不全でも聴かれる音であり，肺胞性病変を反映した雑音と理解するとよい．びまん性肺疾患で肺胞腔内まで広範囲に病変がある場合にも聴取される．

③ late-inspiratory crackles

吸気の最後のほうにアクセントがある断続性雑音で，肺炎の回復期や間質性肺炎，間質性肺水腫などで聴かれる．また，前胸部のみならず肺底部にも情報が多いことを意識して聴診する．性状は細かく（fine），吸気後半に音が強くなるのがポイントである．また，この吸気終末の副雑音は間質性肺炎でよく聴取され，聴かれる部位の範囲や場所の変化などを臨床経過と合わせて検討すると治療管理に繋がる．また，聴診所見が全く正常にもかかわらず胸部単純X線所見でびまん性の陰影（粒状陰影）がある場合には，肉芽腫性疾患の可能性が高まってくる．

④ 心音

S3・S4などの有無やギャロップリズムなど，左心不全の合併を評価する．収縮期雑音があれば最強点はどこか確認し，また雑音の性状が駆出性か汎収縮期パターンかを区別する．汎収縮期雑音が胸骨左縁で聴取され，かつ吸気時に増強すれば肺高血圧に由来する三尖弁逆流を反映している．

e）腹部

高度の低酸素血症では，腸音が低下することがある．悪性腫瘍の場合に原発巣が腹部にあれば，胸水とともに腹水が貯留している可能性があるので打

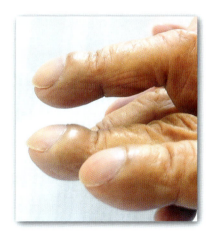

図4 ばち指

診や shifting dullness を確認してエコーで把握する．血液悪性腫瘍の患者の呼吸不全に遭遇したら，肝臓や脾臓の腫大などをチェックする．脾腫がある患者では骨髄増殖性疾患が鑑別になり，その場合は慢性骨髄性白血病や骨髄線維症などの疾患に伴う肺病変や，特に肺高血圧の合併がみられるため注意を要する．

f) 四肢

高炭酸ガス血症で前脛骨部の浮腫が生じる．また，肺性心の患者で足首を中心に浮腫がみられることがある．ばち指は慢性の経過を示す所見であり，気管支拡張症，間質性肺炎，肺扁平上皮癌などでみられる（図4）．ばち指の評価には爪の角度がもっとも重要で，その他に皮下組織厚の比率，示指を合わせた評価方法などがある（図5）．また，慢性腎不全で二次性副甲状腺機能亢進症がある患者では，末梢基節骨の破壊によりばち指に類似した所見がみられるが，臨床的背景から区別する（図6）．

間質性肺炎の患者の診察では膠原病などの背景の有無の評価が必要で，対称性の大腿部を中心とした近位筋の痛み，関節痛や Gottron sign などの指節関節部に一致した盛り上がりのある発疹（図7）[6]，逆 Gottron sign ともよばれる手掌部の発疹（図8），爪囲紅斑，機械工の手とよばれる示指橈骨側によくみられる角質肥厚を伴う所見（図9）[6] などに注目する．Gottron sign

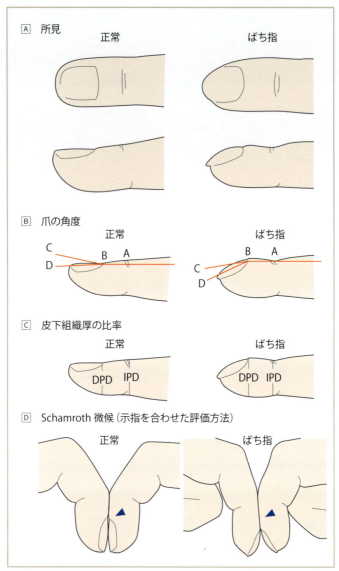

図 5 ばち指の評価方法
B：ABC＜180度はばち指，C：DPD/IPD＞1はばち指，D：ひし形（矢頭）が消失していればばち指．
DPD：distal phalangeal finger depth（遠位指節関節周囲径），IPD：interphalangeal finger depth（近位指節関節周囲径）

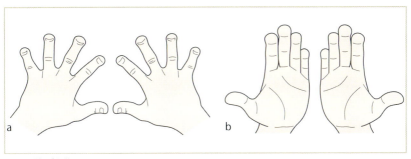

図 6　偽ばち指

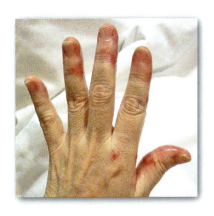

図 7　Gottron sign
〔喜舎場朝雄：第 2 章 問診．研修医・指導医のための呼吸器疾患 Clinical Pearls，宮城征四郎，藤田次郎（編），南江堂，東京，pp23，2015〕

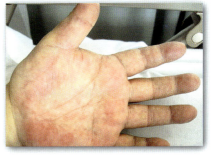

図 8　逆 Gottron sign

は，heliotrope 疹とよばれる眼瞼にみられる紫色の発疹とともに皮膚筋炎を疑うもっとも重要な身体所見であり，日本人では急速進行性の間質性肺炎を合併することがあり迅速な診断と治療が求められる．また，皮膚筋炎では肘伸側・膝蓋部伸側などにも特徴的な発疹（図 10，11）がみられることが多く，全身の丹念な診察が肝要である．また，日本人の高齢者に比較的多いMPO-ANCA 関連血管炎では下肢で膨隆のある紫斑がみられることがある（図 12）．びまん性肺疾患では年齢に応じて鑑別疾患も考えながら全身を丁

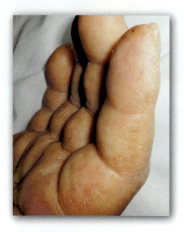

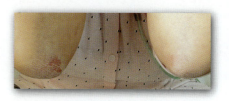

図10 皮膚筋炎の肘伸側の特徴的な皮疹

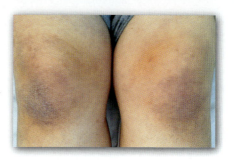

図11 皮膚筋炎の膝伸側の特徴的な発疹

図9 機械工の手
〔喜舎場朝雄：第2章 問診. 研修医・指導医のための呼吸器疾患 Clinical Pearls, 宮城征四郎, 藤田次郎（編）, 南江堂, 東京, pp23, 2015〕

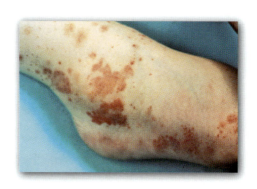

図12 紫斑
（©2016 American College of Rheumatology. Used with permission）

寧に診察し，最近の報告でもあるように（表1），特発性肺線維症（idiopathic pulmonary fibrosis：IPF）では約96％に fine crackles があり33％にばち指があることを参考にして所見をとると確定診断に近づいていく[7].

表1 IPFの身体所見

		診断名							
		IPF (21)		NSIP (82)		他の間質性肺炎 (15)		分類不能 (18)	計 (436)
		症例数	%	症例数	%	症例数	%	症例数	%	症例数
fine crackles	あり	308	96.0	78	95.1	13	86.7	9	50.0	408
	なし	10	3.1	3	3.7	2	13.3	0	0.0	15
	不明	1	0.3	0	0.0	0	0.0	0	0.0	1
	分類不能	2	0.6	1	1.2	0	0.0	9	50.0	12
ばち指	あり	106	33.0	16	19.5	3	20.0	1	5.6	126
	なし	189	58.9	64	78.0	12	80.0	6	33.3	271
	不明	21	6.5	1	1.2	0	0.0	0	0.0	22
	分類不能	5	1.6	1	1.2	0	0.0	11	61.1	17
KL-6の上昇	あり	260	81.0	77	93.9	11	73.3	6	33.3	354
	なし	44	13.7	2	2.4	3	20.0	1	5.6	50
	不明	3	0.9	1	1.2	0	0.0	0	0.0	4
	分類不能	14	4.4	2	2.4	1	6.7	11	61.1	28

〔喜舎場朝雄:第2章 問診,研修医・指導医のための呼吸器疾患Clinical Pearls,宮城征四郎,藤田次郎(編),南江堂,東京,pp23,2015より改変〕

2 異常な身体所見と検査結果との照合

　体重減少と胸部単純X線写真での第9肋骨横の皮下組織の減少には相関がある.頸部の中斜角筋の肥大は,肺機能で肺活量が1.5 Lを下回ってくると現れる傾向がある.胸部の背部で聴取されるfine cracklesの範囲は,胸部CTでの線維化の範囲とある程度相関する.

　心臓の聴診で吸気で増強する汎収縮期雑音が聴取された場合,肺動脈収縮期圧が40 mmHgを上回っている可能性がある.

　ばち指はIPFや関節リウマチの間質性肺炎でみられることが多いが,罹病歴として6ヵ月以上の慢性経過であることを示唆する.

　このように,問診での情報も踏まえながら身体所見を意識してとっていくと,的確に優先順位をつけて鑑別疾患をあげることができると考える.

文 献

1) Fernández-Sabé N, et al：Community-acquired pneumonia in very elderly patients：causative organisms, clinical characteristics, and outcomes. Medicine (Baltimore) **82**：159-169, 2003
2) 喜舎場朝雄：身体所見のポイント―呼吸器科から．呼吸と循環 **54**：1341-1344, 2006
3) Kishaba T：Practical management of Idiopathic Pulmonary Fibrosis. Sarcoidosis Vasc Diffuse Lung Dis **32**：90-98, 2015
4) McGee SR：Percussion and physical diagnosis：separating myth from science. Dis Mon **41**：643-692, 1995
5) Bohadana A, et al：Fundamentals of lung auscultation. N Engl J Med **370**：744-751, 2014
6) 喜舎場朝雄：第2章 問診．研修医・指導医のための呼吸器疾患 Clinical Pearls，宮城征四郎，藤田次郎（編），南江堂，東京，pp23，2015
7) Bando M, et al：A prospective survey of idiopathic interstitial pneumonias in a web registry in Japan. Respir Investig **53**：51-59, 2015

IV 有効な血液検査の提出方法

　杉本 親寿

POINTS

- 特発性間質性肺炎（IIPs）の確定診断において，血液検査所見は重要な診断のための補助となる．
- 指定難病のIIPsの診断基準から，KL-6，SP-D，SP-A，乳酸脱水素酵素（LDH），重症度判定には動脈血ガス分析（PaO_2，$A-aDO_2$）は必須の検査項目である．
- 鑑別診断のためにも種々の検査項目が必要となり，血液検査が有用な鑑別疾患には肺炎，膠原病，血管炎などがある．

びまん性肺疾患のなかで，もっとも頻度が高く中心的な疾患は間質性肺疾患の特発性間質性肺炎（idiopathic interstitial pneumonias：IIPs）であり，IIPsを中心に血液検査を提出することがより有効な方法と考える．

IIPsに必要な血液検査は，「IIPsの診断に必要な検査項目」と「除外診断に必要な検査項目」に大別される．IIPsのなかでも特に特発性肺線維症（idiopathic pulmonary fibrosis：IPF）はもっとも頻度が高く予後不良でもあるため，IIPsの中心的かつ重要な疾患である．「IIPsの診断に必要な検査項目」としては，KL-6，SP-D，SP-A，乳酸脱水素酵素（LDH）は指定難病のIIPsの診断基準[1]にあり必須項目である．また重症度判定のために，動脈血ガス分析におけるPaO_2，$A-aDO_2$は必須項目（表1）となる．「除外診断に必要な検査」としては，表2[1]に示す「鑑別の必要な疾患」を除外するために種々の検査項目が必要となる．血液検査が有用な「鑑別の必要な疾患」としては，肺炎，膠原病，血管炎，サルコイドーシス，好酸球性肺炎（eosinophilic pneumonia：EP），癌性リンパ管症，肺胞上皮癌があげられる．

IPF以外のIIPsの診断には，原則，外科的肺生検（surgical lung biopsy：

表1 指定難病申請に記載が必要な血液検査項目

診断基準に必要な検査項目	鑑別に必要な検査項目
KL-6	リウマチ因子
SP-D	RAPA
SP-A	ANA
LDH	MPO-ANCA
動脈血ガス分析（PaO_2，$A-aDO_2$）	CK

表2 鑑別の必要な疾患（指定難病特発性間質性肺炎の診断基準より改変引用）

・心不全	・癌性リンパ管症
・肺炎（特に異型肺炎）	・肺胞上皮癌
・既知の原因による急性肺障害（ALI）	・リンパ脈管筋腫症（LAM）
・膠原病	・肺胞蛋白症
・血管炎	・Langerhans 細胞組織球症
・サルコイドーシス	以上は指定難病診断基準であげられている疾患
・過敏性肺炎	
・塵肺	・リンパ増殖性疾患（リンパ腫も含む）
・放射線肺炎	・アミロイドーシス
・薬剤性肺炎	・ニューモシスチス肺炎
・好酸球性肺炎（EP）	・IgG4 関連肺疾患
・びまん性汎細気管支炎	・喫煙関連肺疾患

〔難病情報センター特発性間質性肺炎（http://www.nanbyou.or.jp/entry/302）〕

SLB）による病理組織学的診断が必要である．つまり，IPF は SLB を必要とせずに診断が可能であり，高分解能 CT（HRCT）における明らかな蜂巣肺を伴う通常型間質性肺炎（usual interstitial pneumonia：UIP）パターンが診断に重要な役割を担っている．指定難病の申請に記載が必要な検査項目〔リウマチ因子（RF，RAPA），抗核抗体（ANA），MPO-ANCA，CK（表1）〕は，特に SLB を行っていない IPF（画像にて蜂巣肺を呈し臨床的に IPF と診断された症例）において，HRCT 上二次性に蜂巣肺，UIP パターンを呈する疾患の除外に役立つ．

本章では，IIPs を診断するために血液検査を提出するタイミングとその意義について説明する．

1 IIPs の診断アルゴリズム

　米国胸部学会（ATS）/ 欧州呼吸器学会（ERS）/ 日本呼吸器学会（JRS）/ 南米胸部学会（ALAT）合議ステートメントの IPF 診断（2011）のアルゴリズム[2]，指定難病の特発性間質性肺炎診断基準[1]において，間質性肺疾患を引き起こす原因を除外することが重要であり，血液検査が大きな役割を果たすのは，膠原病・血管炎関連間質性肺疾患（CVD-ILD）のスクリーニングである．

　間質性肺炎かどうか，および膠原病などの「鑑別の必要な疾患」の簡易スクリーニングとして一次検査項目を，除外すべき原因となる疾患の特定のための精密血液検査として二次検査項目を設けた（図 1）．

　IIPs を診断するための血液検査のアルゴリズムとして，まず間質性肺炎が疑われた場合，一次検査項目を測定する．一次検査項目の結果を踏まえ，再度，鑑別疾患を念頭に置き，問診・身体所見を再評価する．さらに再評価にて絞り込んだ鑑別疾患に応じて二次検査項目を測定し，二次検査項目の結果を踏まえ，問診・身体所見を再評価し，そして，さらに侵襲的な検査など種々の検査を駆使し，IIPs の確定診断をしていく．最終的には多職種による議論（multidisciplinary discussion：MDD）にて診断を行うが，その際も，血液検査所見は重要な診断のための補助となる．

2 一次検査項目

　一次検査項目として，間質性肺炎の有無，二次性の間質性肺炎の有無をスクリーニングするために，KL-6，SP-D，RF（RAPA），ANA，MPO-ANCA，BNP（NT-proBNP），ACE，sIL-2R，CEA，CYFRA などを測定する．

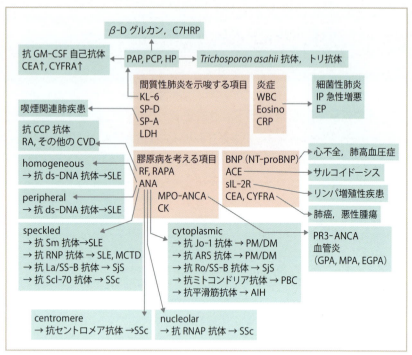

図 1　一次検査項目および二次検査項目と鑑別診断
　■一次検査項目，■二次検査項目
RA：関節リウマチ，SLE：全身性エリテマトーデス，MCTD：混合性結合組織病，SjS：Sjögren 症候群，SSc：全身性強皮症，PM：多発性筋炎，DM：皮膚筋炎，PAP：肺胞蛋白症，PCP：ニューモシスチス肺炎，HP：過敏性肺炎，PBC：原発性胆汁性肝硬変，AIH：自己免疫性肝炎，GPA：多発血管炎性肉芽腫症，MPA：顕微鏡的多発血管炎，EGPA：好酸球性多発血管炎性肉芽腫症

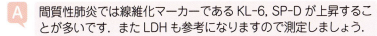

> **Q** 間質性肺炎があるかどうかわかる検査項目はありますか？
>
> **A** 間質性肺炎では線維化マーカーである KL-6，SP-D が上昇することが多いです．また LDH も参考になりますので測定しましょう．

▶ KL-6，SP-D

　症状，身体所見，画像所見にて IIPs を疑ったら，線維化マーカーである KL-6，SP-D を測定する．KL-6 は他疾患，特に悪性腫瘍でも上昇することを忘れずにおく必要がある．

　KL-6 は，おもに II 型肺胞上皮細胞から産生する MUC1 ムチンに属する，分子量 200 kDa 以上の高分子量糖蛋白抗原の 1 つである．血清中の KL-6 の上昇は，II 型肺胞上皮の過形成による産生増加と肺胞上皮―血管透過性の亢進が原因と考えられている．

　SP-D は，おもに II 型肺胞上皮細胞とクララ細胞から産生される分泌型蛋白質である．肺胞内に豊富にみられ，II 型肺胞上皮細胞の再吸収と肺胞マクロファージの取り込みによって代謝される．

▶ LDH

　間質性肺炎では高頻度に LDH の上昇がみられることから，KL-6，SP-D の検査結果がすぐに出ない場合は参考になる．ただし，LDH は肝臓，筋肉，血球，悪性腫瘍などで上昇してくるため，溶血や AST，ALT，CK など一般生化学検査結果も踏まえた判断が必要である．

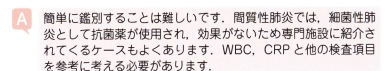

> **Q** 細菌性肺炎と間質性肺炎は，血液検査で簡単に鑑別できますか？
>
> **A** 簡単に鑑別することは難しいです．間質性肺炎では，細菌性肺炎として抗菌薬が使用され，効果がないため専門施設に紹介されてくるケースもよくあります．WBC，CRP と他の検査項目を参考に考える必要があります．

▶ WBC，CRP

　安定期の間質性肺炎においては，WBC，CRP が著明な高値を示すことは少ない．WBC，CRP が高値を示し，好中球比率が高く，LDH，KL-6，SP-D が正常範囲内である場合は，細菌性肺炎の可能性が高い．注意が必要なのは，間質性肺炎の急性増悪である．KL-6 や SP-D の上昇をみない間質性肺炎の急性増悪や急性間質性肺炎（acute interstitial pneumonia：AIP）を日常臨床では経験するからである．WBC の好酸球比率が高い場合，EP を疑う．

Q 二次性の間質性肺炎を除外するための簡易スクリーニング項目はありますか？

A IPF 診断の ATS/ERS/JRS/ALAT ガイドラインでは，RF，抗 CCP 抗体，ANA の測定が推奨されています[2]．その他の特異自己抗体測定の有用性についてはまだ不明確です．身体所見や画像パターンによって目的とする膠原病をスクリーニングするために，特異自己抗体を測定してもよいでしょう．

▶ CK, RF, RAPA, ANA

　画像所見にてかなり強く間質性肺炎が疑われる場合は，当初から，各種疾患を除外するために検査を提出してもよい．膠原病・血管炎をスクリーニングするために，RF，RAPA，ANA，MPO-ANCA を提出する．ANCA 関連間質性肺疾患では，下肺野優位の蜂巣肺所見を認めることがある．画像所見にて非特異性間質性肺炎（nonspecific interstitial pneumonia：NSIP）パターンや器質化肺炎（organizing pneumonia：OP）パターンがみられた場合は，筋炎関連をスクリーニングするために CK も測定する．CK の上昇がなくても，画像所見，身体所見で筋炎が疑われる場合はアルドラーゼを測定する．

Q 間質性肺炎の診断の際に，注意が必要な疾患はありますか？
また，除外のために有効な検査項目はありますか？

A 間質性肺炎の確定診断には日数がかかります．よって初期に鑑別しておくことが必要な疾患（特に肺癌など悪性腫瘍，心不全）を除外もしくは鑑別の下位にするために，BNP（NT-proBNP），CEA，CYFRA，sIL-2R，ACE はスクリーニングとして測定してもよいでしょう．

▶ BNP (NT-proBNP), CEA, CYFRA, sIL-2R, ACE

　診断の方向性を導く検査項目であり，除外が必要不可欠な疾患である心不全，肺癌，悪性リンパ腫を含むリンパ増殖性肺疾患，サルコイドーシスを除外するために測定する．特に心不全や悪性腫瘍は，診断を遅らせないよう初期に除外する必要がある．ただし，血液検査の結果のみで除外されるわけではなく，鑑別疾患の下位にするだけで，常に念頭に置く必要があることには変わりない．

3 二次検査項目

　初期検査項目にて異常値が認められたら，問診や身体所見の再評価も踏まえて，さらに鑑別疾患を絞り込むために特殊検査項目を測定する．

> **Q** 末梢血にて好酸球増加がみられました．EP の診断でよいですか？
>
> > **A** 好酸球増加をきたすびまん性肺疾患にはさまざまなものがあります．したがって，EP と決めつけず，血管炎や好酸球増加症候群，アレルギー性気管支アスペルギルス症，寄生虫感染症，薬剤性 EP など鑑別疾患を考えてください．

> **Q** KL-6，SP-D の上昇がみられました．間質性肺炎の診断でよいですか？
>
> > **A** 間質性肺炎以外に KL-6，SP-D が上昇する疾患として，過敏性肺炎，ニューモシスチス肺炎，肺胞蛋白症などがあります．間質性肺炎以外の疾患を除外しましょう．

▶ KL-6，SP-D の著明な高値

　KL-6，SP-D が著明な高値を示す場合，鑑別疾患として間質性肺炎急性増悪，過敏性肺炎（急性・亜急性＞慢性），ニューモシスチス肺炎，肺胞蛋白症があがる．

　過敏性肺炎が問診にて疑われる場合には，*Trichosporon asahii* 抗体，トリ抗体（ハト，セキセイインコ，オウムが測定可能．保険適用外），トリ抗体に対するリンパ球刺激試験（一部の研究施設でのみ測定可能）を測定する．

　問診や病歴から免疫抑制状態であれば，ニューモシスチス肺炎が鑑別にあがるため，β-D グルカンを測定する．同時に，サイトメガロウイルス感染症（肺炎も含む）を合併していることもあるため，C7-HRP を測定する．

　肺胞蛋白症が疑われる場合，成人であれば，頻度より自己免疫性か二次性かを鑑別する．日本においては，二次性肺胞蛋白症の原因として骨髄異形成症候群（myelodysplastic syndromes：MDS）の頻度がもっとも高いため，再度一般血液検査（WBC 分画，Hb，Plt）を見直し，MDS を含む血液疾患が疑われる場合は血液内科へコンサルトする．自己免疫性肺胞蛋白症が疑われる場合には，抗 GM-CSF 自己抗体を測定する（一部の研究施設でのみ測定可能）．

　SP-A は間質性肺炎において KL-6，SP-D とともに上昇を示すことが多い．また，SP-A は喫煙にて上昇する報告もあることから，喫煙の影響も考慮する．

Q IIPs 精査中にリウマチ因子など自己抗体が陽性を示しました．膠原病関連間質性肺炎と考えてよいですか？

> **A** IIPs において自己抗体が非特異的に陽性を示すことがあります．他の自己抗体や身体所見などで膠原病の診断基準を満たさなければ，現時点では，膠原病は除外してよいでしょう．ただし，経過中に膠原病が表在化してくることがありますので，注意深い経過観察が必要です．

▶ RF，RAPA，ANA 陽性

図 1 を参照し，膠原病を絞り込む．

▶ MPO-ANCA 陽性

MPO-ANCA が陽性を示した場合，顕微鏡的多発血管炎（microscopic polyangiitis：MPA）を疑い，尿所見（潜血）をチェックする．MPO-ANCA は IIPs（特に IPF）にて非特異的に軽度上昇することがある．しかしながら，著明に高値を示す場合は MPA を疑い腎臓内科にコンサルトする．MPA では肺胞出血を合併することがあるため，画像所見にてすりガラス影がみられる場合，血痰の有無を再問診する．また，画像所見にて多発血管炎性肉芽腫症（granulomatosis with polyangiitis：GPA）が疑われる場合は PR3-ANCA を測定する．

Q BNP（NT-proBNP）の上昇がみられました．心不全ですか？

> **A** 肺疾患にて BNP（NT-proBNP）が上昇する場合，右心不全など肺疾患による心負荷を考える必要があります．特に肺高血圧症の合併は予後に関係してくることがありますので，左心系だけでなく，右心系にも注意しましょう．

▶ BNP（NT-proBNP）陽性

BNP（NT-proBNP）が陽性を示す場合，心不全を除外するために，身体所見にて浮腫の有無や，画像所見にて心拡大の有無をチェックし，心エコーを行う．注意が必要なのは，間質性肺炎にて右心不全，肺高血圧症を合併している場合も BNP（NT-proBNP）が上昇することがある点であり，肺動脈の拡大の有無にも注目する．

Q サルコイドーシスが疑われましたが，ACE が陰性でした．サルコイドーシスは否定的ですか？

A サルコイドーシスでは，ACE が基準値範囲内であることがよくあります．したがって，ACE 値のみではサルコイドーシスは否定できません．

▶ ACE 陽性

ACE が陽性を示す場合，サルコイドーシスが鑑別にあがる．再度，全身性の症状の有無（霧視，微熱，倦怠感，皮疹など）を詳細に問診し，リゾチームを測定する（保険適用外だが，サルコイドーシスの指定難病申請には記載項目あり）．肉芽腫性疾患では ACE が上昇することがある．薬剤性（特に ACE 阻害薬）に ACE が低値であったり高値であったりすることがあるので，服薬歴にも注意が必要である．

▶ sIL-2R 陽性

sIL-2R は非特異的に軽度陽性を示すことがある．サルコイドーシスにおいても sIL-2R は軽度上昇を示す．しかし，著明な高値を示す場合，リンパ増殖性肺疾患や悪性リンパ腫を疑って診断を進める．特に侵襲的な検査（気管支鏡検査による気管支肺胞洗浄や肺生検，リンパ節生検）を行う際には，リンパ球表面マーカーや免疫染色なども考慮する（生検体が必要なこともあり，事前に何を測定するか十分に検討しておく）．

Q 肺癌のスクリーニングで CEA，CYFRA の上昇を認めました．肺癌の可能性が高いですか？

A 呼吸器疾患では良性疾患でも CEA，CYFRA が上昇することがあります．当然，第一に悪性腫瘍が鑑別にあがります．除外される場合は，良性疾患でも上昇することがあることを考慮しましょう．

▶ CEA，CYFRA 陽性

CEA，CYFRA が上昇している場合，第一に肺癌を疑う．肺癌を疑った場合には再度画像に戻り，肺癌に合致する陰影の有無を再評価する．画像所見にて転移性肺腫瘍や癌性リンパ管症が鑑別にあがっている場合は，肺癌のみならず，他臓器癌のスクリーニングが必要である（他臓器癌のスクリーニング検査については割愛する）．CEA は喫煙にて上昇することが知

られているため，癌が除外された場合，喫煙の影響も考慮する．さらに，肺胞蛋白症においても CEA，CYFRA は上昇することが報告されているため，肺胞蛋白症が疑われる場合，抗 GM-CSF 自己抗体を測定する（一部の研究施設でのみ測定可能）．

　IIPs の診断にあたりもっとも重要な点は，原因不明であるということを証明することであり，既知の原因を除外することである．ところが，臨床の場においては明確に除外ができない場合がある．除外に難渋する疾患は，慢性過敏性肺炎（chronic hypersensitivity pneumonitis：CHP）と CVD-ILD，薬剤性肺障害である．

　CHP は特に IPF との鑑別が困難であり，臨床経過も IPF と同様な経過を辿り予後不良な場合もある．IPF の診断をする際には必ず CHP を念頭に置きながら，環境変化や季節により WBC，LDH，KL-6，SP-D の変動がみられるかなど経過をみていかなければならない．IPF と診断してから数年後に再診断することも重要と考える．

　同様に，CVD-ILD では膠原病の症状が表面化せず，特異自己抗体のみ陽性であることがある．また，間質性肺炎が先行し，数年後に膠原病の症状が表面化し膠原病の診断基準を満たすこともある．IIPs と診断時には膠原病特異自己抗体が陰性であったものが，数年で陽性化してくる症例も経験する．したがって，専門施設においては，IIPs の診断の際にはすべての膠原病・血管炎を疑い，すべての特異自己抗体を検査し除外診断を行い，注意深く診療をしたうえで，何らかの膠原病を疑う症状が出現した際は再評価・再診断を行っていくことが大事と考える．

　また薬剤性肺障害は，明らかに新規薬剤投与に起因して発症した場合は比較的容易に診断可能な場合があるが，近年高齢化に伴い，すでに複数の薬剤を内服していたり健康食品などを摂取していることもあるため，原因薬剤の特定が困難なこともある．さらに薬剤性肺障害の診断は，IIPs と同様，原因となる疾患の除外が必要であることから，最終的に IIPs と薬剤性肺障害の鑑別に難渋することがあり，病歴，生活歴，身体所見，画像所見，血液検査所見，過去の報告など総合的に診断することが重要である．

文 献

1) 難病情報センター特発性間質性肺炎 (http://www.nanbyou.or.jp/entry/302)
2) Raghu G, et al：An official ATS/ERS/JRS/ALAT statement：idiopathic pulmonary fibrosis：evidence-based guidelines for diagnosis and management. Am J Respir Crit Care Med **183**：788-824, 2011

V 胸部単純X線写真とCTの活用法

坂井 修二

POINTS

- びまん性肺疾患の鑑別診断では病変の分布に注目し，上肺（頭側）・下肺（尾側）優位，肺門側・胸膜側優位，腹側・背側優位に分類して考えるとよい．
- 所見別では，すりガラス影／すりガラス域，浸潤影／コンソリデーション，粒状影／粒状結節，網状影／網状構造，Kerley線／小葉間隔壁肥厚，透過性亢進／吸収値減少，牽引性気管支拡張，モザイク吸収値などに注目する．
- Reidの二次小葉の単位で所見を分析し，その辺縁から中心まではほぼ3 mmであることを理解する．
- びまん性粒状結節は，小葉中心性，リンパ行性，ランダム分布に分類し，さらに小葉中心性分布を示す場合，結節の形状から分枝状，点状，綿状パターンに分類する．
- 肺気腫には，小葉中心型，汎小葉型，傍隔壁型の3型があり，喫煙関連で高頻度に認めるのは上肺優位な小葉中心型である．

1 びまん性肺疾患の診断における胸部単純X線写真とCT所見の上手な活用法

びまん性肺疾患の診断で，胸部単純X線写真の撮影は日常的に行われていると思われる．胸部単純X線写真は，患者の主訴や臨床所見，血液検査データから特定の疾患を疑い，その確認方法として撮影されるべきである．その際，他の疾患を除外することも撮影の目的としては重要である．CTの撮影に関しては，びまん性肺疾患では必須の検査とはならないことも理解しておくべきである[1]．胸部単純X線写真の所見とその他の臨床所見とに矛盾

がある場合や，胸部単純 X 線写真のみでの治療法の決定，重症度や治療効果判定が難しい場合に CT を撮影すべきである．たとえば薬剤性肺障害がみられた場合に，牽引性気管支拡張の有無は予後不良なびまん性肺胞傷害（diffuse alveolar damage：DAD）と，それ以外の比較的予後良好な疾患の鑑別には重要な所見であるため，CT を撮影してステロイドパルス療法を行うかどうか検討すべきであろう．一方，臨床所見と胸部単純 X 線写真で市中肺炎と診断された患者などでは，ほとんどの場合 CT の撮影は必要ないと考える．例外として，特発性間質性肺炎（idiopathic interstitial pneumonias：IIPs）を疑った場合，高分解能 CT（HRCT）所見が診断基準として組み込まれているため，CT による診断は必須となる．さらに CT を行う別の意味として，胸腔鏡下肺生検（VATS 肺生検）を施行前に，どの部位を切除するのが適切か判断する目的で行われることもある．これには CT で疾患を診断する以外に，病理診断を行ううえで安全に切除でき，しかもびまん性肺疾患の病態を代表しているような部位はどこであるか目途をつけることも必要である．加えて，生検を頻回に行うことは侵襲性からみても難しいため，進行性疾患や増悪と軽快を繰り返すような疾患の場合に，経過を胸部単純 X 線写真や CT で観察することも診断に近づく方法として重要である．

　本章では，びまん性肺疾患を診断するうえで大変重要である，病変の分布による鑑別診断の考え方と，胸部単純 X 線写真や CT の所見の解説とその所見を呈す疾患を述べる．特に胸部単純 X 線写真と CT では，使用する語句を使い分ける必要がある．同じような表現の語句でも異なる病態を意味することもあり，しっかり理解しておく必要がある．

a 病変の分布の特徴

　びまん性肺疾患において，肺全体にわたって病変が均一・均等に分布することはまれで，偏在することが多い．また，疾患によって偏在性に特徴があり，鑑別診断のポイントとして重要である[2]．病変の偏在として，上肺（頭側）もしくは下肺（尾側）優位か，肺門側もしくは胸膜側優位か，腹側もしくは背側優位かの把握を行わなければならない．まず，それぞれの優位な分布パターンを示す疾患について説明する．

1) **上肺もしくは下肺優位な病変分布**

　上肺優位な疾患としては，サルコイドーシス，Langerhans細胞組織球症（Langerhans' cell histiocytosis：LCH），塵肺（図1），肺気腫（特に喫煙関連），転移性石灰化，アレルギー性気管支肺アスペルギルス症（allergic bronchopulmonary aspergillosis：ABPA），呼吸細気管支炎を伴う間質性肺疾患（respiratory bronchiolitis-associated interstitial lung disease：RB-ILD），pleuroparenchymal fibroelastosis（PPFE），嚢胞性線維症（cystic fibrosis）などが重要である．下肺優位な疾患は，特発性肺線維症（idiopathic pulmonary fibrosis：IPF）/通常型間質性肺炎（usual interstitial pneumonia：UIP）パターン，特発性器質化肺炎（cryptogenic organizing pneumonia：COP）パターン，剥離性間質性肺炎（desquamative interstitial pneumonia：DIP）パターン，副鼻腔気管支炎症候群（sinobronchial syndrome：SBS），誤嚥性肺炎，血行性転移などである（図2）．

2) **肺門側もしくは胸膜側優位な病変分布**

　肺門側優位に分布する疾患には，肺水腫（図3），肺胞蛋白症，ABPA，Hermansky-Pudlak症候群などがあげられる．胸膜側優位に分布する疾患は，IPF/UIPパターン，COPパターン，非特異性間質性肺炎（nonspecific interstitial pneumonia：NSIP）パターン（図4），好酸球性肺炎，アスベスト肺，血行性転移などである．

3) **腹側もしくは背側優位な病変分布**

　腹側優位に分布するのは中葉・舌区に好発する非結核性抗酸菌症（特に*Mycobacterium avium* complex：MAC）くらいであり（図5），背側優位な分布を示すものとしてはIPF/UIPパターン，塵肺（図1b），誤嚥性肺炎などを知っておく必要がある．

b 陰影や所見の解説

　胸部単純X線写真とCTでは使用すべき語句が異なるため，それぞれを以下に併記し，解説することにする．まず「肺野」とは，胸部単純X線写真で使用されるべき語句である．胸部単純X線撮影では肺野に投影されている病変が肺内にあるとは判別できないので，英語のlung fieldを肺野として使用している．たとえば，胸部単純X線写真で肺野に結節が疑われた場合に，

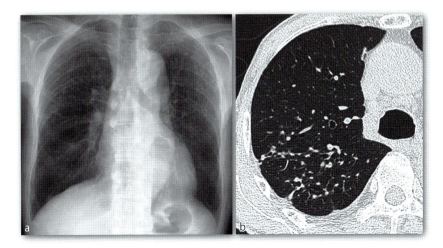

図1　塵肺
a：胸部単純X線写真．両肺野に粒状影がびまん性に分布している．粒状影の分布は上肺優位である．
b：HRCT．右肺上葉背側に粒状結節の集簇がみられる．粒状結節の分布は背側優位である．

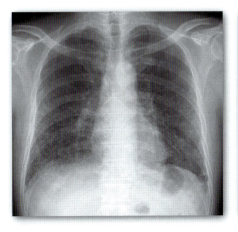

図2　びまん性肺転移
胸部単純X線写真．両肺野にびまん性粒状影がみられるが，粒状影は下肺優位に分布している．血行性転移の分布の特徴は，下肺かつ胸膜側優位の分布である．

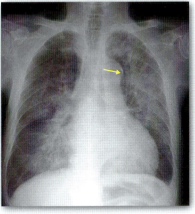

図3　心不全による肺水腫
胸部単純X線写真．心拡大があり，両肺野に肺門側優位に分布する浸潤影がみられる．浸潤影の内部にはエアーブロンコグラムも描出されている（矢印）．

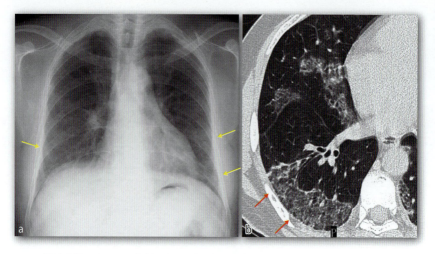

図4　慢性関節リウマチに合併したNSIPパターン
a：胸部単純X線写真．両側下肺野の胸膜側優位に斑状・網状影がみられる（矢印）．
b：HRCT．右肺下葉背側に境界明瞭なすりガラス域が存在し，複数の区域気管支領域に一致した分布を示している（矢印）．いわゆる非区域性の分布を示している．右肺中葉にも同様の病変が認められる．

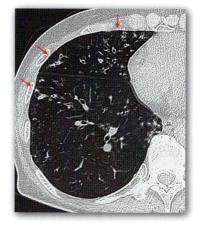

図5　非結核性抗酸菌症（肺MAC症）
HRCT．右肺中葉とS^8に小葉中心性粒状結節と円柱状の気管支拡張がみられる．S^9，S^{10}の病変は軽度である．MAC症が腹側（中葉・舌区）優位の分布を示すことは大変有名である．

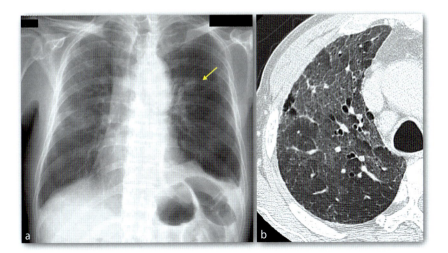

図6　左肺癌治療中の放射線肺臓炎（急性期）
a：胸部単純X線写真．左上肺野内側に結節がみられ（矢印），放射線治療が施行された．右上・中肺野にすりガラス影が出現した．
b：HRCT．右上葉に広範なすりガラス域（ground glass area）がみられる．病変内部の肺血管は同定可能である．

大きな皮膚結節や肋骨の骨島は鑑別すべき状態である．よって，胸部単純X線写真では肺野を使用すべきなのである．CTでは肺結節と胸壁の病変は通常区別できるため，肺野を使用する必要はないし，CTで肺野を使用すること自体間違った使用方法である．以下，代表的所見について解説する．

1）胸部単純X線写真とCTで認められる所見の対比

a）すりガラス影／すりガラス域

　分布の如何にかかわらず，胸部単純X線写真では病変内肺血管がしっかり同定できる程度の淡い透過性の低下した状態を指す．これはCTでも同様であり，病変領域内の肺血管が描出されているかどうかが後述のコンソリデーション（consolidation）との相違である．CTでは陰影という語句を使用することは正式ではないと思われるので，すりガラス吸収値（ground glass attenuation）とか，すりガラス域（ground glass area）と表現すべきである．

　感染症ではウイルス肺炎やニューモシスチス肺炎で，間質性肺炎では胞隔炎が存在する場合でみられる．その他には，放射線肺臓炎（急性期）（図6），肺胞出血や肺胞内滲出液が少量存在する場合などでみられる所見である．

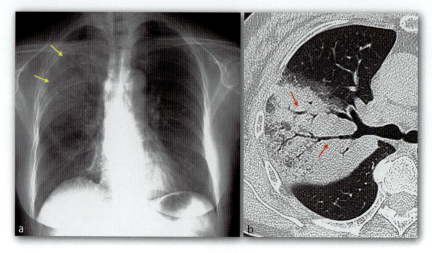

図7　細菌性肺炎
a：胸部単純X線写真．右上・中肺野に浸潤影がみられ，内部にエアーブロンコグラムが描出されている（矢印）．病変が存在する部分の肺血管は同定困難である．
b：HRCT．右肺上葉に気管支の分布に一致したコンソリデーションがみられ，いわゆる区域性の分布を示している．胸部単純X線写真同様に，内部にエアーブロンコグラムが描出されている（矢印）．胸部単純X線写真同様に病変内の肺血管は同定困難である．

b）浸潤影／浸潤性病変（infiltration）もしくはコンソリデーション

　浸潤影とは，肺の破壊を伴わない，境界不鮮明な陰影を指す．透過性の程度は，病変内の肺血管が同定不能となる程度に低下した状態である．浸潤影には，時にエアーブロンコグラムを伴う．コンソリデーションは，特に肺実質の容積減少を伴わない，ほぼ均等で病変内の肺血管が同定できない程度の吸収値の上昇した状態を指す．CTではコンソリデーションが好んで用いられる．
　感染症では大葉性（細菌性）肺炎（図7），肺水腫，COPパターン，NSIPパターンなどでみられる所見である．

c）粒状影／粒状結節

　おおまかには，直径5 mm以下の結節が多数集簇して描出される場合に使用される．胸部単純X線写真では，5 mm以下の結節は石灰化を伴わない限り単独で描出されることは困難であり，多数の粒状結節が集簇することで前後に重なり合い粒状影として描出される（図1）．
　粒状結節がみられる疾患に関しては，後にタイプ分けを行い詳しく述べる．

ヒラメキ!診断推論

総合診療のプロが苦手な症候へのアプローチ、教えます

編集　野口善令

外来で遭遇することが多い20症例について、診断に至るまでの思考過程を体験して、ヒラメキ（スナップ診断）と論理（分析的アプローチ）の両面から診断推論のスキルを身につける。

A5判・248頁　2016.4.　定価（本体3,000円+税）　ISBN978-4-524-25938-0

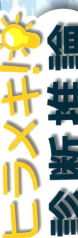

南江堂　〒113-8410　東京都文京区本郷三丁目42-6　（営業)TEL 03-3811-7239　www.nankodo.co.jp

おかしの頃で診ていませんか？

循環器診療をスッキリまとめました

編集 村川裕二

ここが好評
1. 各項目の冒頭に結論を掲載
2. 一般臨床医が遭遇する可能性が高い病態に絞って解説
3. 「具体的にどうするのか」「なぜ変わったのか」をギュッと凝縮

A5判・248頁 2015.8. 定価（本体3,800円＋税） ISBN978-4-524-25811-6

「循環器は専門でない」
けれども
「循環器疾患を診る機会がある」
全科医師に！

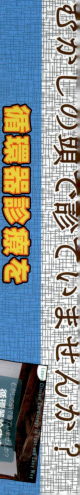

南江堂 〒113-8410 東京都文京区本郷三丁目42-6 （営業TEL 03-3811-7239） www.nankodo.co.jp

料金受取人払郵便

料金受取人払郵便

本郷局承認

9227

差出有効期間
平成31年3月
31日まで

(切手を貼らずに
お出し下さい)

郵 便 は が き

113-8790

041

(受取人)

東京都文京区本郷三丁目42の6

株式会社　**南　江　堂**

出 版 部 行

本書　気づきと対応がわかる！
びまん性肺疾患の診かた 治しかた

● 本書についてのご意見・ご感想

● 今後どのような出版物をご希望なさいますか

愛読者カード （気づきと対応がわかる！びまん性肺疾患の診かた 治しかた）

本書をお買い上げいただきましてありがとうございます．
お手数ですが，ご記入の上ご投函ください．ご記入いただいた個人情報は，出版企
の参考および新刊案内等の送付に使用させていただきます．メールによる新刊案内
ご希望のお客様は，当社ホームページの資料請求フォームからお申し込みください．

フリガナ
ご氏名　　　　　　　　　　　　　　　　　　　　　　年齢（　　　歳

ご住所　〒　　－

ご職業　教職・開業医・勤務医・看護・技術士・薬剤師・会社員・学生
　　　　その他（　　　　　　　　　　　　　　　　　　　　　　　　）

お勤め先・通学先（学部）

該当箇所にチェックしてください．

- ☐ 呼吸器科（専門分野　　　　　　　　　　　　　　　　　　　　）
- ☐ 内科（専門分野　　　　　　　　　　　　　　　　　　　　　　）
- ☐ 外科（専門分野　　　　　　　　　　　　　　　　　　　　　　）
- ☐ 基礎医学　　☐ 小児科　　☐ 脳神経外科　　☐ 精神科
- ☐ 整形外科　　☐ 形成外科　　☐ 泌尿器科　　☐ 麻酔科
- ☐ 産婦人科　　☐ 耳鼻咽喉科　　☐ 放射線科　　☐ 眼科
- ☐ その他（　　　　　　　　　　　　　　　　　　　　　　　　　）

ご購入の動機
　推薦（　　　　　　　　先生）・店頭・図書目録・DM・ホームページ
　広告（紙・誌名　　　　　　　　）・書評（紙・誌名　　　　　　　　）
　学会展示・知人紹介・教科書・その他（　　　　　　　　　　　　　）

ご購読の専門誌

ご購入先：　　　　　　　市区町村　　　　　　　　　　　　　書店

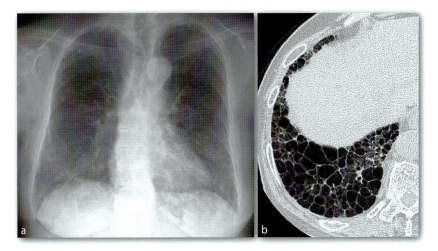

図8　IPF
a：胸部単純X線写真．両側下肺野に網状影がみられ，肺血管の辺縁が不明瞭化している．
b：HRCT．右肺底部に薄壁を有す囊胞の集簇がみられ，蜂巣肺の状態である．胸部単純X線写真でみられる網状影は，CTでは蜂巣肺や小葉間隔壁の肥厚（Kerley線）として描出されることが多い．

d）網状影／網状構造

　複数の多方向の線状影が重なり合い，結果として網目状の陰影をきたすことをいう．胸部単純X線写真では，蜂巣肺のようにしっかりした肺実質の構造破壊がある場合に明瞭に描出される．また，小葉間隔壁が広範に肥厚するような病態でも後述のKerley C線として網状影が描出される．一方，CTでは明らかな蜂巣肺の形成や小葉間隔壁の肥厚がなく，さらに小さい単位で網目状の構造が出現した場合に使用されることが多い．具体的にはreticular opacity，crazy paving appearance，intralobular septal thickeningとか英語で表現されている場合がこれにあたる．CTでは蜂巣肺／蜂窩肺（honeycomb lung）はそのまま蜂巣肺とされ，胸部単純X線写真とCTでは使用される状況が異なることを知っておかなければならない．

　胸部単純X線写真で網状影が認められる疾患には，IPF（図8）や蜂巣肺を形成する二次性の疾患がすべて含まれる．さらに，小葉中心性肺気腫に肺水腫や肺炎が合併した場合も網状影がみられ，胸部単純X線写真のみでの蜂巣肺との鑑別は大変難しい．そして，後述のKerley線がみられるほとん

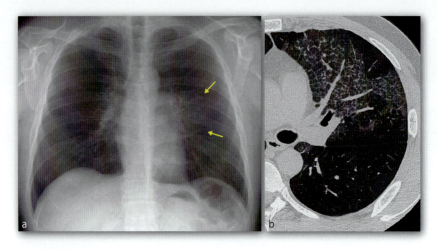

図9 肺胞蛋白症
a：胸部単純X線写真．左中肺野内側に斑状のすりガラス影がみられる（矢印）．
b：HRCT．左肺上葉にすりガラス域がみられ，内部に網状構造（reticular opacity）を伴っている．網状構造の隔壁は小葉間隔壁より明らかに小さい単位であり，intralobular septal thickening ともよばれる所以である．

どの疾患がこれに含まれる．

一方，CTで網状影が認められる疾患には肺胞蛋白症（図9），ニューモシスチス肺炎やその他の感染症，DADパターン，NSIPパターン，肺水腫，肺出血，置換性増殖優位型肺腺癌などがある．

e) Kerley線／小葉間隔壁の肥厚

Kerley線の成因に関して，肺内のどの構造物が一致するかさまざまな議論があったが，HRCTとの対比が行われ，現在では肥厚した小葉間隔壁に一致すると考えられている．胸部単純X線写真では肺野にみられる線状影で，その部位，長さ，走行によってA，B，Cの3つの線が定義されている．A線は，血管や気管支の走行とは無関係に肺門から末梢肺野へ向かう線状影で，長さは2〜6 cmである．B線は，下肺野の肋骨横隔膜洞近くにみられ，胸壁から垂直に描出される長さ1.5〜2 cmの直線的線状影である．C線は，下肺野にみられる網状影で，腹側や背側の小葉間隔壁の肥厚が網目状に描出されたものである．よって，B線とC線は同じものを異なる方向から見ていることになる．

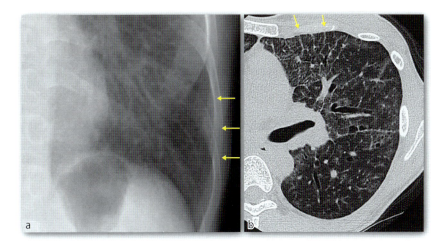

図10　multicentric Castleman 病
a：胸部単純 X 線写真（左下肺野の拡大）．肺門から放射状に連続する肺血管影とは別に，胸壁から垂直に多数の 1.5〜2 cm の線状影が描出されている（矢印）．これが Kerley B 線である．
b：HRCT．左肺舌区と下葉に広範なすりガラス域が分布し，小葉間隔壁の肥厚が目立つ（矢印）．また，小葉間隔壁と葉間胸膜に沿った粒状結節がみられ，その分布はリンパ行性を示す．

　Kerley 線が描出される代表的病態としては，間質性肺水腫，サルコイドーシス，癌性リンパ管症，multicentric Castleman 病（図10），急性好酸球性肺炎などが知られている．

f）肺野透過性の亢進／肺実質の吸収値減少や多発囊胞

　びまん性の肺疾患では透過性の低下する病態のみでなく，透過性が亢進する場合も忘れてはならない．胸部単純 X 線写真で指摘可能な病態としては，肺気腫，気管支喘息，Swyer-James 症候群，閉塞性細気管支炎（bronchiolitis obliterans：BO），肺過膨脹，リンパ脈管筋腫症（lymphangioleiomyomatosis：LAM）（図11），慢性血栓塞栓性肺高血圧症（chronic thromboembolic pulmonary hypertension：CTEPH）などがあげられる．さらに CT で囊胞もしくは薄壁空洞を認める病態として，LCH，リンパ球性間質性肺炎（lymphocystic interstitial pneumonia：LIP），multicentric Castleman 病，アミロイドーシス（amyloidosis），軽鎖沈着症（light chain deposition disease：LCDD），血管肉腫の肺転移，Birt-Hogg-Dubé（BHD）症候群があげられる．

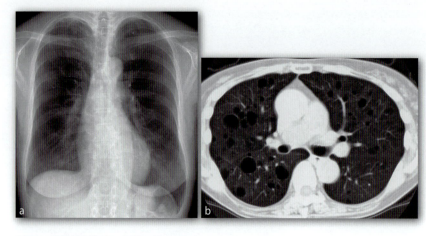

図 11　結節性硬化症に合併した LAM
a：胸部単純 X 線写真．両側上・中肺野に透過性の亢進が疑われる．
b：胸部 CT．両肺に多数の囊胞がみられる．多発性硬化症に合併した LAM の所見である．囊胞は壁がないかあっても薄壁のため，胸部単純 X 線写真では単なる透過性の亢進として描出される．

2）おもに HRCT でのみ観察可能な所見

a）牽引性気管支拡張（traction bronchiectasis）

　HRCT ですりガラス域やコンソリデーションなどの病変が存在する場合，収縮性変化を伴っているかどうかの指標になる大変重要な所見である．これは単なる気管支拡張とは分けて考える必要があり，肺実質が収縮し結果として気管支が周囲肺から牽引され受動的に拡張した状態のときに使用する．
　認められる病態としては，DAD パターン（図 12），IPF/UIP パターン，fibrotic NSIP パターンなどの線維化が生じる病態で不整な拡張が高頻度にみられ，COP パターンでは軽度の円柱状の拡張がみられることも経験する．

b）モザイク吸収値（mosaic attenuation）

　モザイク吸収値とは，異なる吸収値を示す領域がモザイク状に描出されることで，その成因としては気道性（air trapping），感染，血流（mosaic perfusion）の 3 種類が考えられる．air trapping は，呼気 CT の撮影により吸気 CT に比べモザイク吸収値の差をより強調させることで証明可能である．BO，気管支喘息，過敏性肺炎，慢性気道疾患，サルコイドーシスで認められる．感染は非定型肺炎のパターンであり，特にウイルス肺炎でみられ

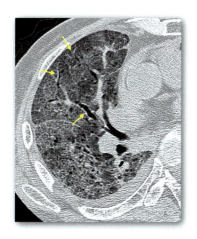

図12　DADパターン
HRCT．DADの亜急性期の所見である．広範なすりガラス域と内部に網状構造がみられる．病変内部の気管支に拡張があり（矢印），特にB^{4}は不整な拡張を示している．牽引性気管支拡張の所見である．

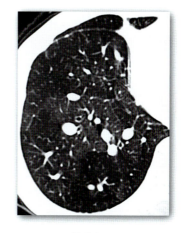

図13　原発性肺高血圧症
HRCT．右肺下葉に肺血管の拡張があり，肺実質はモザイク上に異なる吸収値を示している．肺高血圧症では経過が長い症例などで，このようなモザイク吸収値（モザイク灌流）を示す症例を経験する．

る．mosaic perfusion は，原発性肺高血圧症（図13），肺血栓塞栓症，CTEPH，高安動脈炎，巨細胞性動脈炎などで認められる．

2　HRCTによる二次小葉の解剖

　びまん性肺疾患のHRCTによる鑑別診断を学習するうえで避けられないのが，二次小葉の概念の理解である．

　気管支から細気管支さらに肺胞に至る模式図を図14に示す．気管支は区域気管支から区域内気管支まで壁に軟骨が存在し，細気管支より末梢では破片状の軟骨も存在しなくなる．そして，1本の終末細気管支が形成する単位が細葉（acinus）である（図15）．3～5本の終末細気管支を結ぶ細気管支（小葉細気管支）によって形成される単位が，Reidの定義による二次小葉である．HRCTでは，このReidの定義する二次小葉との関連で読影する必要がある．よって，通常HRCTでみられる小葉間隔壁（静脈の末梢）で構成される単位であるMillerの二次小葉は，Reidの二次小葉を複数含むことになる．

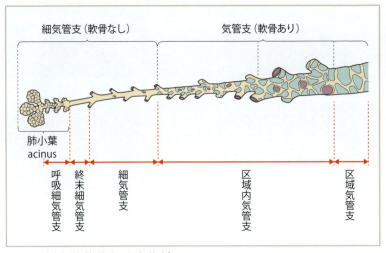

図14 肺内気道（気管支・細気管支）
軟骨が存在しない細気管支がさらに何度か分岐したあとの，終末細気管支1本が形成する肺組織が細葉（acinus）である．

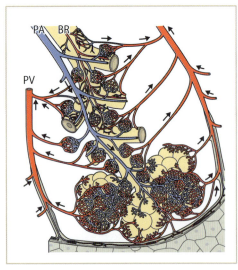

図15 細葉と肺動・静脈の関係
肺動脈と気管支は肺門から細葉に至るまで並走し，最後は細葉の中心に流入する．肺胞の血流は集まって細葉辺縁の肺静脈に還流する．リンパ管は気管支と肺動脈周囲および肺静脈周囲の両方に分布する．
PV：肺静脈，PA：肺動脈，BR：細気管支

ここで重要なのは，Reidの二次小葉の辺縁はMillerの二次小葉の辺縁に一致することである（図16）．胸膜や小葉間隔壁，大きな気管支や肺血管の外縁はいずれの二次小葉でも辺縁に一致する．ところが小葉中心性病変は

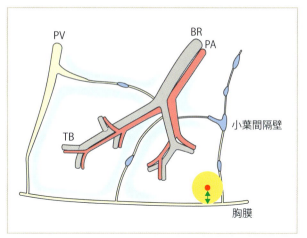

図 16 二次小葉
3〜5本の終末細気管支を結ぶ細気管支（小葉細気管支）によって形成される肺領域が二次小葉（Reid の定義による）である（●）．HRCT ではこの Reid の二次小葉との関連で読影することが重要である．小葉辺縁から小葉中心までの距離はほぼ 3 mm（↔）であり，小葉中心性粒状結節の中心は，胸膜や小葉間隔壁まで大体 3 mm となる．
PV：肺静脈，PA：肺動脈，BR：細気管支，TB：終末細気管支

Reid の二次小葉との関連で読影する必要があり，HRCT で境界を有す領域として描出されない．よって Reid の二次小葉の中心を想定する必要がある．Reid の二次小葉は大体，辺縁から数 mm（約 3 mm とするとよい）のところに位置するため，小葉中心性の病変の中心が胸膜や小葉間隔壁から 3 mm 程度のところまでで留まった場合に小葉中心性と診断できるのである．

3　HRCT によるびまん性粒状結節の鑑別診断

　びまん性粒状結節の鑑別診断で重要なのは，二次小葉における分布と結節の性状やサイズである[3]．図 17 に小葉中心性，リンパ行性，ランダムのそれぞれの分布パターンを示す．小葉中心性分布（centrilobular distribution）は，二次小葉の中心にあることから，粒状結節の中心は胸膜や小葉間隔壁から 3 mm 程度内側までの範囲に存在する．リンパ行性分布（perilymphatic distribution）は，リンパ管が気管支血管束周囲（肺動脈周囲）と小葉間隔壁

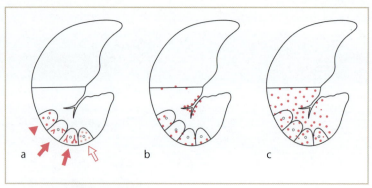

図17 3種類の分布形態模式図
a：小葉中心性分布．分枝状（→），点状（矢頭），綿状（⇨）パターンのいずれも胸膜や小葉間隔壁から約3 mmの部分に位置する．
b：リンパ行性分布．気管支血管束（肺動脈）に沿った部分，胸膜や小葉間隔壁（肺静脈）に沿った部分に一致して粒状結節が存在する．
c：ランダム分布．二次小葉の構造と全く関係なく粒状結節が分布する．ちょうどビーズをCT上にばらまいたような感じである．

（肺静脈周囲）に存在することから，気管支血管束や小葉間隔壁に沿った分布を示す．ランダム分布（random distribution）は，血行性の病変であるため二次小葉の既存の構造と無関係に位置する．以下，3通りの分布別に鑑別診断を述べる．

ⓐ 小葉中心性分布

ほぼ気道性病変がこの分布形態を示すが，その他の病変もみられることがあり，必ずしも気道病変と同一ではない．さらに，小葉中心性分布を示す粒状結節は形状も大きく3型に分類できる．分枝状（branching pattern），点状（dot pattern），綿状（cotton pattern，ill-defined margin）である．

1）分枝状パターン

まず，比較的出遭う機会の多い分枝状パターンから解説する．この範疇に含まれる疾患には，びまん性汎細気管支炎（diffuse panbronchiolitis：DPB），びまん性嚥下性細気管支炎（diffuse aspiration bronchiolitis：DAB），感染，HTLV-1関連細気管支・肺胞障害（HTLV-1 associated bronchiolo-alveolar disorder：HABA）があげられる．

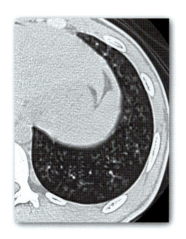

図18 DPB
HRCT. 左肺下葉の肺底部に，小葉中心性分布を示す分枝性パターンの粒状結節が多数存在する．もっとも胸膜に近い結節でも，ちょうど胸膜から3 mmぐらいの部分に分布しているのがよくわかる．

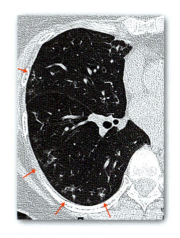

図19 DPB 早期例
HRCT. 辺縁不明瞭な淡い粒状結節が小葉中心性分布を示している（矢印）．この状態のDPBは可逆性の病態であり，治療により改善が見込まれる．

　DPBは副鼻腔気管支症候群に含まれ，通常慢性副鼻腔炎の合併があり，粒状結節が下肺優位の分布を示し，気管支拡張や気管支壁肥厚を伴う[4]（図18）．しかし，軽症や治療後の症例もしくは重症例では，必ずしも分枝状を示さないので注意が必要である[1]．特に，軽症例では後述の綿状の粒状結節を示し，鑑別診断が難しい（図19）．DABは，咽頭癌，アカラシア，食道癌，胃全摘後，神経疾患などの誤嚥を生じる基礎疾患がある場合にみられる．しかし，報告では明らかな誤嚥の既往がない場合もあり，誤嚥のないことは否定の根拠とならない．DPBと大変似た所見を呈すことが知られているが，粒状結節の割に周囲肺に過膨脹がみられないことが特徴との報告もある．粒状結節の分布はどちらかといえば下肺優位である[5]．感染では，マイコプラズマ肺炎や非結核性抗酸菌症，ウイルス感染などでこのパターンがみられる．マイコプラズマ肺炎では，気管支壁肥厚や斑状のコンソリデーション，すりガラス域を伴うことがあり[6]（図20），粒状結節以外の所見をしっかり指摘することが重要である．HABAは抗HTLV-1抗体陽性患者に発生

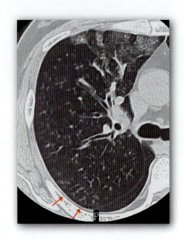

図20 マイコプラズマ肺炎
HRCT．右肺上葉に分枝状パターンの粒状結節が小葉中心性分布を示し，特にS^2の背側で集簇がみられる（矢印）．また，気管支壁肥厚が広範囲にみられ，S^3には限局性のすりガラス域も存在する．

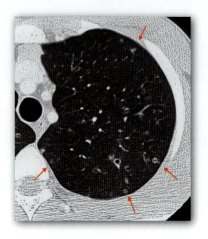

図21 LCH
HRCT．点状パターンもしくは微小空洞状結節が多発しており，胸膜から3mm程度の部分に存在するものが多数みられる（矢印）．

する肺疾患であり，地域性がみられる．気管支血管束や小葉間隔壁の肥厚，すりガラス域，コンソリデーションなどもきたすが，もっとも頻度が高い所見としてDPB様の小葉中心性粒状結節がみられる．これは，リンパ球の浸潤が細気管支の粘膜下組織に生じた場合である．その他，血管周囲や肺胞隔壁に浸潤する場合に前述のような多彩な所見をとりうる[7]．

2) 点状パターン

　点状パターンを示すのは，塵肺（硅肺），LCHなどである．塵肺は，上肺優位の境界明瞭な小葉中心性粒状結節がみられる疾患として有名であるが，胸膜や小葉間隔壁に一致した後述のリンパ行性結節を伴うこともあり，必ずしも小葉中心性のみの粒状結節からなる疾患ではないことを知っておく必要がある[8]．また，その他の所見として，肺門・縦隔リンパ節に卵殻状石灰化や，肺上葉に大結節がみられることも鑑別診断の重要なポイントとなる．成人のLCHは喫煙者にみられ，径1cm以下の結節と2～5mmの小葉中心性結節が混在することが知られている．また，結節のサイズがある程度になると空洞を伴うことも大変重要である（図21）．また，囊胞性病変が多発する

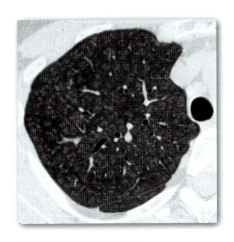

図22　過敏性肺炎（急性期）
HRCT．綿状パターンの小葉中心性結節がびまん性に存在する．

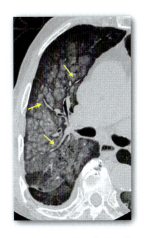

図23　腎不全に合併した転移性石灰化
HRCT．綿状パターンの小葉中心性結節が多数みられる．胸膜，肺動・静脈辺縁から結節の中心までが大体3mmぐらいなのがよく理解できる（矢印）．

場合，複数の囊胞が融合したように見えることが，他の囊胞性病変との鑑別ポイントとなる．縦隔リンパ節に反応性腫大がみられることも多い[9]．

3）綿状パターン

綿状パターンを示すものは，過敏性肺炎，転移性石灰化，溶接工肺，capillary hemangiomatosis などである．

過敏性肺炎は，特に急性期で綿状の小葉中心性粒状結節を示す．その小葉中心性粒状結節は，中下肺優位の分布を示し，抗原や患者の状態によりさまざまな吸収値を示す[10]（図22）．肺底部では，結節は融合し汎小葉性のすりガラス域となり，一部小葉単位で吸収値の低い部分がみられ，air-trapping が原因と思われている．亜急性期となると，少し収縮性変化を伴うようになり，軽度の牽引性気管支拡張もみられることがある．転移性石灰化（図23）は，腎不全の患者にみられ，高度の症例では縦隔の条件でも石灰化として認識できるほどの吸収値を示すが，初期例や軽症例では肺条件でのみ綿状の小葉中心性結節を認める．所見の割に症状が乏しいことが重要である．諸説あ

るが，どちらかというと上肺優位の分布と思われる（図23）．小葉間隔壁の肥厚は認めない[11]．塵肺の特殊なタイプとして溶接工肺や黒鉛肺がこのパターンを示し，硅肺の所見などとは異なる．時として，分枝状の小葉中心性粒状結節もみられる[12]．血管性病変のなかでも，高度の肺高血圧をきたすことで知られる capillary hemangiomatosis は小葉中心性粒状結節を示す．所見としては，大小不揃いの綿状の粒状結節を示す．本疾患の場合，通常は高度の慢性肺高血圧を伴っているため，肺動脈の拡張や基部の壁肥厚，心室中隔の左室側への偏位なども伴っていることが鑑別のポイントとなる．

b リンパ行性分布

　臨床で比較的出遭う機会が多いのは，サルコイドーシスと癌性リンパ管症であり，その所見も酷似している．そのほかに頻度は低いが multicentric Castleman 病やアミロイドーシスがこの分布を示す．

　サルコイドーシスは縦隔・肺門のリンパ節腫大で有名であるが，びまん性の粒状結節が目立つ症例に時として出遭う．粒状結節は上肺優位な分布であり，胸膜，小葉間隔壁，気管支血管束に沿って粒状結節が存在する[13]（図24）．所見に比べ呼吸器症状が軽症であることが臨床的に大変重要である．眼，心，筋病変などの合併があれば強く疑う．癌性リンパ管症は，乳癌，胃癌，肺癌の患者で頻度が高く，気管支血管束の粒状結節と小葉間隔壁に一致した粒状結節がみられる．びまん性にみられた場合，高度の呼吸困難を伴っており，サルコイドーシスと対象的である．multicentric Castleman 病は，出遭う頻度は低いものの，リンパ行性粒状結節がみられる疾患としては有名である．肺門・縦隔や表在のリンパ節腫大は高頻度にみられる．さらに，気管支血管束や小葉間隔壁の肥厚，肺の薄壁嚢胞病変や斑状のすりガラス域も高頻度に伴う[14]（図10）．びまん性のアミロイドーシスは，さらに出遭う頻度は低い．径 2〜15 mm のびまん性結節がみられ，その 20〜50％ に石灰化を伴う．その他の肺実質の変化としては，気管支血管束や小葉間隔壁の肥厚，すりガラス域やコンソリデーションを高頻度に伴う[15]．

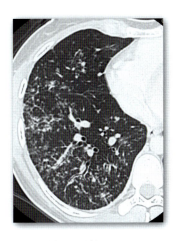 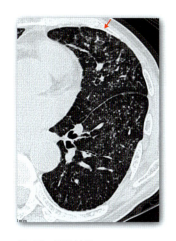

図24 サルコイドーシス
HRCT．気管支血管束の不整と小葉間隔壁に沿った粒状結節の分布が目立つ．いわゆるリンパ行性分布の所見である．胸膜に沿った粒状結節も多数存在する．

図25 粟粒結核
HRCT．二次小葉の構造と全く無関係に分布する辺縁不明瞭な粒状結節が，びまん性に分布する．結節のサイズは約1〜3 mmである．背景の肺実質に辺縁不明瞭なすりガラス域も伴う（矢印）．

C ランダム分布

　この分布はほぼ血行性の病変と考えてよい．粟粒結核，播種性真菌症，粟粒転移などが代表的疾患である．

　粟粒結核は，1〜4 mmの明瞭もしくは不明瞭な辺縁を有する粒状結節が，二次小葉とは関係なくランダムに分布する．それ以外に，すりガラス域や小葉間隔壁の肥厚，小葉内の網状構造もみられることがある（図25）．播種性真菌症は，画像所見に関するまとまった報告はみられないが，症例報告の画像所見でも粟粒結核とほぼ同様の所見と思われる[13]．一方，癌の粟粒転移では，肺癌，甲状腺癌，前立腺癌，大腸癌などからの転移でみられる頻度が高い．粟粒結核との鑑別診断では，粟粒転移のほうが粒状結節の辺縁が明瞭で，分布が下肺・胸膜側優位であり，サイズが不揃いの傾向があるとされている（図26）．加えて，背景肺に粟粒結核にみられるすりガラス域の頻度が低いと思われる．

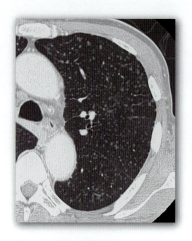

図26　肺癌の粟粒転移
HRCT．辺縁明瞭な径 2〜4 mm の粒状結節がランダム分布を示す．背景肺にすりガラス域はみられない．

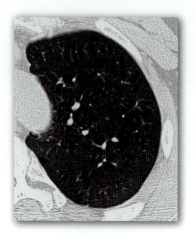

図27　小葉中心型肺気腫
左肺尖にびまん性に小囊胞がみられる．囊胞と囊胞の間に正常肺が介在している．小葉中心型肺気腫の所見である．

4　肺気腫と関連疾患の HRCT 所見

　肺気腫とは組織学的に，終末細気管支より末梢の気腔が不可逆的に拡張した状態を指し，その多くは喫煙に関連して発生する．通常，小葉中心型肺気腫（centrilobular emphysema），汎小葉型肺気腫（panlobular emphysema），傍隔壁型肺気腫（paraseptal emphysema）の3種類に分類される[16]．小葉中心型肺気腫は，壁を有さない囊胞性病変がびまん性に存在する状態で，上肺優位のことが多い（図27）．汎小葉型肺気腫は，均一に肺の吸収値が低下する状態であり，何らかの原因による肺の過膨脹との鑑別は困難である（図28）．小葉中心型肺気腫とは対照的に，下肺優位のことが多い．傍隔壁型肺気腫は二次小葉の辺縁に主座を有す気腫であり，胸膜直下にみられることが多い（図29）．この場合，他の気腫と異なり各囊胞は薄壁により隔たれることも特徴である．

　従来，肺気腫は線維性変化を伴わないことが重要な組織学的定義であるが，近年喫煙関連肺疾患の研究が進み，2種類の疾患が注目されている．気腫合併肺線維症（combined pulmonary fibrosis and emphysema：CPFE）と

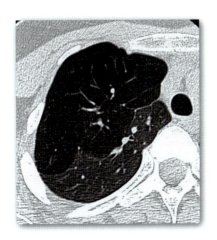

図28 気管支閉鎖症での肺過膨脹
右肺尖の腹側に吸収値の低下があり，内部の肺血管は背側の吸収値が高い領域に比較して乏しい．気管支閉鎖症では閉鎖した気管支の末梢側肺実質に過膨脹を伴うことが多く，所見としては汎小葉型肺気腫とほぼ同様である．

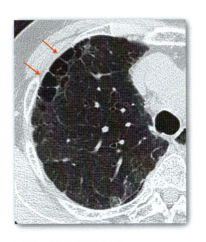

図29 傍隔壁型肺気腫
右肺上葉の胸膜に接して囊胞の連続がみられる（矢印）．傍隔壁型肺気腫の所見であり，この部位に認められることが多い．

airspace enlargement with fibrosis（AEF）である．CPFE に関しては，わが国で非定型（B 群）間質性肺炎として分類されてきたもののなかに気腫と間質性肺炎を合併する例があることが認知されていたが，Cottin ら[17]がこの疾患概念を提唱してから注目されるようになった．まず喫煙と関連した症例群としての報告であったが，その後，膠原病関連肺疾患でも CPFE と同様の所見を呈す症例群の報告がなされた．この場合，気腫は上肺優位であり，間質性肺炎は下肺優位の分布を有する．当初，通常の気腫の頻度に比較して傍隔壁型肺気腫の頻度が高いなどの特徴がいわれていたが，その後，肺気腫と肺線維症の合併したさまざまな疾患群ととらえられるようになった．一方，AEF はサイズが不均一な薄壁囊胞と網状構造の混在する疾患群とされ，HRCT 所見では蜂巣肺との鑑別が難しい症例も含まれる．また肺線維症を基盤として，薄壁の囊胞性病変へ進展していく症例も経験され，これらも AEF として報告される場合がある．今後，喫煙関連肺疾患について病因と組織の両方から定義および分析が進むと思われるので，画像所見も次第に整理されていくと考えられる．

文 献

1) 日本医学放射線学会/日本放射線科専門医会・医会（編）：画像診断ガイドライン2013年版，金原出版，東京，2013
2) Collins J：CT signs and patterns of lung disease. Radiol Clin North Am **39**：1115-1135, 2001
3) 坂井修二：放射線科医が診断すべき日常診療で迷う症例 第7章 肺—びまん性粒状結節を来す疾患—．画像診断 **34**：s140-s149，2014
4) Akira M, et al：Diffuse panbronchiolitis：follow-up CT examination. Radiology **189**：559-562, 1993
5) Barnes TW, et al：Diffuse bronchiolar disease due to chronic occult aspiration. Mayo Clin Proc **81**：172-176, 2006
6) Reittner P, et al：Mycoplasma pneumoniae pneumonia：radiographic and high-resolution CT features in 28 patients. AJR Am J Roentgenol **174**：37-41, 2000
7) Okada F, et al：Pulmonary CT findings in 320 carriers of human T-lymphotropic virus type 1. Radiology **240**：559-564, 2006
8) Lee KS, et al：Diffuse micronodular lung disease：HRCT and pathologic findings. J Comput Assist Tomogr **23**：99-106, 1999
9) Leatherwood DL, et al：Best cases from the AFIP：Pulmonary Langerhans cell histiocytosis. Radiographics **27**：265-268, 2007
10) Patel RA, et al：Hypersensitivity pneumonitis：patterns on high-resolution CT. J Comput Assist Tomogr **24**：965-970, 2000
11) Hartman TE, et al：Metastatic pulmonary calcification in patients with hypercalcemia：findings on chest radiographs and CT scans. AJR Am J Roentgenol **162**：799-802, 1994
12) Akira M：Uncommon pneumoconioses：CT and pathologic findings. Radiology **197**：403-409, 1995
13) Voloudaki AE, et al：HRCT in miliary lung disease. Acta Radiol **40**：451-456, 1999
14) Johkoh T, et al：Intrathoracic multicentric Castleman disease：CT findings in 12 patients. Radiology **209**：477-481, 1998
15) Pickford HA, et al：Thoracic cross-sectional imaging of amyloidosis. AJR Am J Roentgenol **168**：351-355, 1997
16) Kuwano K, et al：The diagnosis of mild emphysema. Correlation of computed tomography and pathology scores. Am Rev Respir Dis **141**：169-178, 1990
17) Cottin V, et al：Combined pulmonary fibrosis and emphysema：a distinct underrecognised entity. Eur Respir J **26**：586-593, 2005

肺機能検査の意義

馬場 智尚

POINTS
- 呼吸機能検査,動脈血ガス分析,6分間歩行試験を6ヵ月ごとに行い,経時的な変化をとらえる.
- 肺機能検査の結果が,症状,血液検査,画像所見などと整合性がとれているか確認する.
- 肺気腫合併の間質性肺炎では肺活量の低下がみられないことがあり,肺拡散能を調べる.

びまん性肺疾患の診療にあたり,呼吸機能検査,動脈血ガス分析,6分間歩行試験は,重症度・予後判定,治療導入の判断,効果判定などに用いられる.画像検査と異なり,被曝の心配もなく非侵襲的な検査と考えられているが,実臨床では呼吸を停止しているだけでよい画像検査のほうが患者の負担が少なく,努力を要する呼吸機能検査のほうが"侵襲的"ととらえられることもある.適応と必要性を判断しつつ検査を行う必要がある.

1 呼吸機能検査

a 診断

かつて間質性肺炎の診断には,呼吸機能検査での拘束性障害つまり予測肺活量(% VC)が80%以下であることが必要条件であった.CTの普及により早期病変をとらえることが可能になったことや,肺活量(VC)が低下しない間質性肺炎が存在することから,間質性肺炎の診断においては呼吸機能検査の意義はやや低い.

間質性肺炎では慢性閉塞性肺疾患(COPD),気管支喘息の診断でなじみ

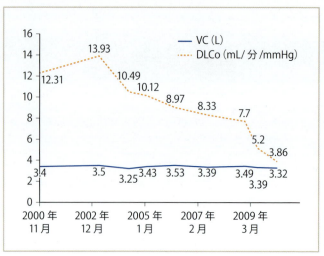

図1 気腫合併間質性肺炎の呼吸機能の経過
70代男性，1日40本×45年間の喫煙歴あり．上葉は気腫性変化，下葉はUIPパターンの間質性肺炎．肺拡散能は経時的に低下を認めるが，VCは終末期まで保たれている．

の深いスパイログラム〔VC，努力肺活量（FVC），1秒量（FEV_1）〕の測定だけでなく，全肺気量（TLC），肺拡散能の測定が必要となる．間質性肺炎では，線維化の進行に伴い肺が固くなり（コンプライアンスの低下），VCおよびTLCの低下がみられる．ただし，間質性肺炎でも気腫を合併した場合（気腫合併間質性肺炎）には，気腫によるVC・TLCの増加や肺コンプライアンスの増加と相殺されて，VC・TLCの低下は起こらない（図1）．残気量（RV）はVC・TLCとともに低下を示すが，上葉優位型の間質性肺炎やpleuroparenchymal fibroelastosis（PPFE）では，残気率（RV/TLC）の増加がみられるのが特徴的である（図2）．

画像・病理での牽引性気管支拡張が示すように，FEV_1はVCに比して低下が少なく，病気の進行に伴い1秒率（$FEV_1\%$）は1.0に近づく．間質性肺炎にて閉塞性障害といわないまでも，加齢性変化以上の閉塞パターンを示す場合には，気道病変を伴う過敏性肺炎，膠原病肺，喫煙の関与を念頭に置く必要がある．

間質性肺炎では肺構造の破壊によるガス交換面積の減少，ガス交換の場で

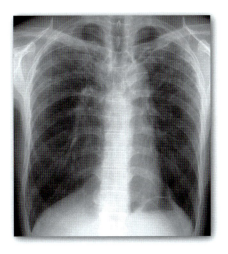

図2　上葉優位に病変をきたした症例（PPFE）

%VC 92.7%，%TLC 100%と拘束性障害を認めないが，残気率（RV/TLC）は 37.7%とやや高値で，pH 7.35，$PaCO_2$ 50.7 mmHg，PaO_2 83.6 mmHg と高炭酸ガス血症あり．上葉優位の間質性肺炎ではしばしば，残気率の増加，高炭酸ガス血症を認め，通常の間質性肺炎とは異なる呼吸機能障害を示す．

ある肺胞中隔の肥厚による毛細血管 – 肺胞内腔の距離の増加，肺血管病変のため病初期から肺拡散能の低下がみられる．注意が必要なのは，通常の拡散能検査では酸素の拡散ではなく，吸入した一酸化炭素の減少をみているので，真の酸素の拡散をみているわけではないということである．肺胞出血では，腔内に貯留した血液に一酸化炭素が吸収されるため，検査上は肺拡散能は上昇する．

　各症例で，画像変化と呼吸機能の変化との相関があるか評価することが大事である．画像に比して肺拡散能の低下が強い場合は，肺高血圧症や肺塞栓症などの血管病変の合併を疑う．なお肺胞出血では，腔内の血液への拡散により，むしろ肺拡散能の増加がみられる．D_{LCO} は肺全体の拡散能力を示すが，D_{LCO} を肺胞気量で除した D_{LCO}/V_A はガス交換に関わる単位面積当たりの拡散能力を示す．斑状に病変が分布する特発性肺線維症（idiopathic

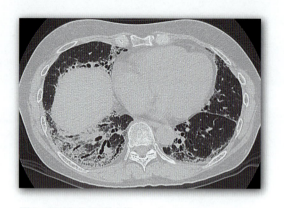

図3 NSIPの60代女性
%VC 71.4％，%TLC 71.1％と拘束性障害を認め，%DLco 56.3％と低下あり．しかし，%DLco/VAは100％と保たれている．

pulmonary fibrosis：IPF）ではDLco，DLco/VAともに低下する．一方，非特異性間質性肺炎（nonspecific interstitial pneumonia：NSIP）では区域性に病変が分布し，病変部の容量低下が著しく気流も血流も低下しているものの，それ以外の領域では変化が軽微である．そのため，DLcoは低下してもDLco/VAは低下しないことがしばしばみられ，あたかも肺葉切除後の呼吸機能のようである（図3）．

b 経過

いくつかのIPFの臨床試験では，プラセボを内服していたIPFでは年間180〜200 mLのVC・FVCの低下がみられる．一方，日本呼吸器学会による健康成人のVCの予測式は以下のとおりである．

男：VC（L）＝0.045×身長（cm）−0.023×年齢−2.258
女：VC（L）＝0.032×身長（cm）−0.018×年齢−1.178

ここで年齢の項に注目すると，男性の場合は1年で−23 mL，女性で−18 mLで予測肺活量が低下するのがわかる．単純計算では，IPFでは1年間で，健常者の約10年分のVCの低下がみられることになる．60歳で発症す

れば，63歳時には90歳と同じ呼吸機能である．実際には，各個人，病気の進行度，急性増悪の有無により低下の速度はさまざまであるが，IPFの呼吸機能の低下スピードがいかに速いかがわかる．

c 予後予測

呼吸機能での予後予測は，6ヵ月間のFVCの10％の低下，肺拡散能の15％以上の低下が予後と関連しているといわれている．5％以上の低下というminimal changeも予後と関連するといわれている（p.9「I 呼吸器疾患におけるびまん性肺疾患の位置づけ」表3参照）．しかし，被検者内での呼吸機能検査そのものの精度の問題もあり[1]，画像，症状，動脈血ガスの結果などをあわせ，総合的な判断が必要となる．

現在では，このFVCの10％以上の低下をエンドポイントとして採用する臨床試験が多いが，予測努力肺活量（％FVC）の低下を絶対的な低下（70％→60％）で評価しているのか，相対的な低下（60％→54％）で評価しているのか注意が必要である．

北海道の特発性間質性肺炎（idiopathic interstitial pneumonias：IIPs）を対象にした疫学調査では，登録時の％VCおよび％DLcoが予後と関連するといわれている．GAPスコアでは，表1[2]に示すようにG：gender，A：age，P：physiology（％FVC，％DLco）を予後因子としてスコア化している．当初，GAP indexはIPFの予後予測用につくられたが，そのほかの慢性間質性肺炎についてもGAPを用いた予後予測が可能との報告[3]もある．しかし，IPF以外の慢性間質性肺炎では，可逆性の要素を含んだ病変もあるため，GAPスコアのような初期値のみでの評価は危険である．

d 治療導入の判断基準・効果判定

何をもって治療を導入するかは間質性肺炎の各疾患によっても異なる．IPFに対するピルフェニドン内服が予後を改善することが示され[4]，ガイドラインでも"conditional recommendation for use"であるため[5]，呼吸機能の低下を待たずして治療を導入するという考えもある．しかし，患者説明のうえでは，呼吸機能の低下が"病気の悪化"の指標となり，IPFにおける

表1 IPFにおけるGAP indexと重症度および予後

		予後予測因子	点数
G：Gender		女性	0
		男性	1
A：Age		60歳以下	0
		61〜65歳	1
		66歳以上	2
P：Physiology	%FVC	>75%	0
		50〜75%	1
		<50%	2
	%DLco	>55%	0
		36〜55%	1
		≦35%	2
		施行不能	3

上記点数を加算する．最少0点，最高8点．

Stage	I	II	III
点数	0〜3	4〜5	6〜8
生存率（%）			
1年	5.6	16.2	39.2
2年	10.9	29.9	62.1
3年	16.3	42.1	76.8

（Ley B, et al：A multidimensional index and staging system for idiopathic pulmonary fibrosis. Ann Intern Med **156**：684-691, 2012）

FVCの10％以上の低下は，治療導入の1つの判断基準となる．また，IPFの治療では抗線維化薬により症状や画像の改善がみられることはまれであり，FVCの測定が治療継続の指標，服薬コンプライアンス向上に役立つ．無治療期，治療期ともに6ヵ月ごとの検査が求められる．

2 動脈血ガス分析

a 低酸素血症の原因

呼吸機能の評価のため，安静時の動脈血ガス分析を行う．通常，動脈血二酸化炭素分圧は末期になるまで上昇しない．間質性肺炎ではVCの低下に伴

い，1回換気量（TV）の低下がみられるが，呼吸数の増加により分時換気量は保たれる．このため，肺胞低換気には至らず，高炭酸ガス血症は起きない．ただし，上葉優位に病変が存在するPPFEなどでは，低酸素血症が出現する以前から，軽度の高炭酸ガス血症がみられる．動脈血酸素分圧は

$PaO_2 = FiO_2 ×（大気圧－飽和水蒸気）－PaCO_2/0.8－A-aDO_2$
$A-aDO_2$：肺胞気動脈血酸素分圧較差

で示される．
FiO_2：0.21，大気圧：760 mmHg，水蒸気圧：47 mmHgであれば，
$PaO_2 = 150－PaCO_2/0.8－A-aDO_2$

と，近似できる．間質性肺炎では多くの場合，VCの低下を補うように頻呼吸がみられ，肺胞低換気は起きず，$PaCO_2$の貯留は末期まではみられない．そのため，PaO_2の低下はA-aDO$_2$の上昇に依存する．A-aDO$_2$の上昇は，拡散障害・換気血流不均等・シャントが原因となるが，間質性肺炎における安静時の低酸素血症は，換気血流不均衡が主因と考えられている[6]．間質性肺炎では肺底部優位に病変が進行し，換気が低下するが，血流は比較的保たれて重力に従って血流肺底部優位となるため，低換気/血流領域が増加し，低酸素血症を引き起こす．

ただし，労作時は心拍出量が増加し，血液の肺内通過時間が短縮するため，肺拡散能の低下が動脈血の酸素化を引き起こすと考えられている．

b 評価

PaO_2の低下の程度が，呼吸困難などの症状，画像変化，肺活量の低下の程度と一致しているかを評価しなければならない．たとえば，肺活量の低下が軽微のわりにPaO_2の低下が強ければ，気腫の併存，肺高血圧症および肺塞栓症などの血管病変の合併を疑う（図4）．

鼻カニュラやマスクなどによる酸素投与下では，FiO_2は呼吸様式により一定ではなく，安静時動脈血の採取時は，可能であれば一時的に酸素投与を中止するか，一定の条件のもとで検体を採取している．

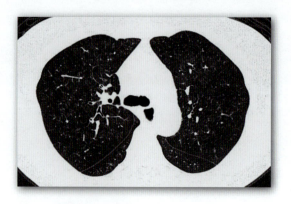

図4 強皮症の60代女性
小葉中心性のすりガラス影がわずかに認められる．呼吸機能は%VC 104%，FEV_1 62.4%と軽度閉塞性障害を認めるのみである．一方，PaO_2 62.8 mmHgと低酸素血症がみられ，結果の乖離を認めた．肺生検を行い，強皮症による肺動脈性肺高血圧症とわずかな間質性肺炎の診断であった．検査結果の総合的な解釈が必要である．

表2 難病医療費助成制度における特発性間質性肺炎の重症度分類

	安静時動脈血酸素分圧	6分間歩行時の最低SpO_2
Stage I	80 mmHg 以上	
Stage II	70 mmHg 以上 80 mmHg 未満	90%未満の場合にはIIIにする
Stage III	60 mmHg 以上 70 mmHg 未満	90%未満の場合にはIVにする
Stage IV	60 mmHg 未満	測定不要

c 予後予測

　初期のPaO_2は予後と関連するといわれているが，よいカットオフは存在しない．12ヵ月間での$A-aDO_2$の15 mmHg以上の増加は予後不良因子である[7]．わが国の難病医療費助成制度におけるIIPsの重症度分類は，安静時PaO_2および労作時の最低SpO_2にて規定される（表2）．この重症度は患者のQOLをよく反映するものの，予後との関連は不明確であり，GAPスコアとの相関の悪さもいわれている．

d 酸素療法

現在のところ，COPDと異なり，長期の酸素投与が間質性肺炎，特にIPFの予後を改善するかは知られていない．そのため，安静時の酸素投与に関してはCOPDに準じて行われており，2011年の米国胸部学会（ATS）/ 欧州呼吸器学会（ERS）/ 日本呼吸器学会（JRS）/ 南米胸部学会（ALAT）のステートメントでも推奨されている．しかし，安静時には軽度のSpO_2の低下であっても，労作時にはSpO_2 80％前半もしくは70％台まで低下する症例がしばしばみられる．右心不全を伴わない労作時の低酸素血症に対しての酸素療法が必要かどうかは定かではないが，酸素投与により呼吸困難が軽減し，ADLが改善するかどうか主治医が患者と一緒に歩行をして確認する必要がある．2011年のATS/ERS/JRS/ALATのステートメントや日本呼吸器学会の酸素療法ガイドラインでは，労作時のSpO_2を90％以上に保つように流量を調節するよう記載されている．間質性肺炎の呼吸不全では労作時の必要酸素流量が高容量になることがしばしばあり，酸素療法そのものがADL，QOLを下げる可能性があるので注意が必要である．

[在宅酸素療法の保険適用基準]
　高度慢性呼吸不全例：安静時の動脈血酸素分圧が55 mmHg（SpO_2 88％）以下の者，およびPaO_2 60 mmHg（SpO_2 90％）以下で睡眠時または運動負荷時に著しい低酸素血症をきたす者

3 6分間歩行試験

a 目的

検査の目的は客観的な運動機能の評価であり，6分間でできるだけ長く歩ける距離を測定する．6分間歩行試験は日常生活の活動度を反映するものの，患者の日常生活強度よりも強いため，1ヵ月以内の心筋虚血イベントのある例では禁忌である．安静時脈拍数が120/分以上，血圧が180/100 mmHg以上の症例では相対的禁忌とされている[8]．

表3　修正 Borg scale

あなたの息切れの程度（強さ）を番号で答えて下さい．

番号	息切れの程度（強さ）
0	感じない
0.5	非常に弱い
1	やや弱い
2	弱い
3	
4	多少強い
5	強い
6	
7	とても強い
8	
9	
10	非常に強い

b 方法

　再現性を保つために検者が検査方法をよく理解し，被検者へ決められたとおりの説明をすることが必要である．筆者をはじめ，医師が施行する施設がみられるので，少し詳しく記載する[9]．30 m（もしくはそれ以上）の直線コースを，「試験の目的は6分間できるだけ距離を長く歩くことです（"as far as"）」と説明する．「6分間できるだけ速く歩く（"as fast as"）」ではないことに注意する．息切れ・疲労感でペースを落としたり，休止することは構わないが，回復後にできるだけ速く歩き始めてもらうように説明しておく．

　検査中に①胸痛，②耐えられない呼吸困難，③下肢の痙攣，④ふらつき，⑤多量の発汗，⑥顔面蒼白・チアノーゼが出現したら中止する．

　評価項目は歩行距離，歩行前および終了時のSpO_2，脈拍，Borg scale である（表3）．SpO_2 モニターを装着しながらの歩行は必要でなく，検者は患者と歩くべきでないとされているが，転倒の危険性があるような場合には患者の後ろについて歩く．検査中の声かけは以下のように決まっている．

最初の1分:「うまく歩けていますよ. 残り時間はあと5分です」
2分後:「その調子を維持してください. 残り時間はあと4分です」
3分後:「うまく歩けていますよ. 半分が終了しました」
4分後:「その調子を維持してください. 残り時間はもうあと2分です」
5分後:「うまく歩けていますよ. 残り時間はもうあと1分です」
残り15秒:「もうすぐ止まってくださいと言います. 私がそう言ったらすぐに(その場で)立ち止まってください. 私があなたのところに行きます」
6分後:「止まってください」
終了後:「もうこれ以上歩けない理由が何かありましたか」

c 評価

　検査精度の問題があるが, 歩行距離の意味のある最少変化量は24〜45 mといわれている[10]. 治療介入の前後で検査を行うことにより, 治療の反応性評価が可能である. また, 歩行距離, 88%以下の最低SpO_2, 終了後の脈拍の回復遅延は予後不良因子といわれている. 通常の生活強度よりも強い状況での測定なので, 6分間歩行試験でのSpO_2にて在宅酸素の導入の決定や, 酸素流量の調整を行ってはならない.

　以上, 述べてきたように, 肺機能の評価は基礎値からの変化を一定の間隔で行い, 他の検査と照合して治療に活用していくことが重要である.

文　献

1) Pellegrino R, et al：Interpretative strategies for lung function tests. Eur Respir J **26**：948-968, 2005
2) Ley B, et al：A multidimensional index and staging system for idiopathic pulmonary fibrosis. Ann Intern Med **156**：684-691, 2012
3) Ryerson CJ, et al：Predicting survival across chronic interstitial lung disease：the ILD-GAP model. Chest **145**：723-728, 2014
4) King TE Jr, et al：A phase 3 trial of pirfenidone in patients with idiopathic pulmonary fibrosis. N Engl J Med **370**：2083-2092, 2014
5) Raghu G, et al：An Official ATS/ERS/JRS/ALAT Clinical Practice Guideline：Treatment of Idiopathic Pulmonary Fibrosis. An Update of the 2011 Clinical Practice Guideline. Am J Respir Crit Care Med **192**：e3-e19, 2015
6) West JB：ウエスト 呼吸生理学入門：疾患肺編, 堀江孝至(訳), メディカ

ル・サイエンス・インターナショナル，東京，pp102-104，2009
7) Collard HR, et al：Changes in clinical and physiologic variables predict survival in idiopathic pulmonary fibrosis. Am J Respir Crit Care Med **168**：538-542, 2003
8) ATS Committee on Proficiency Standards for Clinical Pulmonary Function Laboratories：ATS statement：guidelines for the six-minute walk test. Am J Respir Crit Care Med **166**：111-117, 2002
9) 日本呼吸ケア・リハビリテーション学会，ほか（編）：呼吸リハビリテーションマニュアル―運動療法―，第2版，照林社，東京，2012
10) du Bois RM, et al：Six-minute-walk test in idiopathic pulmonary fibrosis：test validation and minimal clinically important difference. Am J Respir Crit Care Med **183**：1231-1237, 2011

気管支鏡の適応と結果の解釈，外科的肺生検について

榎本 紀之

POINTS

- 気管支鏡検査の前に臨床像や血液検査および高分解能 CT（HRCT）などにより，疑わしい疾患と鑑別疾患をよく考察することが重要である．
- 気管支鏡検査において，どの検査が必要なのかを疑われた疾患ごとに考え，十分に準備する．
- 外科的肺生検（SLB）では，病理組織の結果が治療反応性や予後に影響する症例を選ぶべきである．
- 検査結果を踏まえ，病理医や放射線科医，内科医などの多職種による議論（MDD）を繰り返し，診断と治療方針を決定する．
- 検査による合併症，特に間質性肺炎の急性増悪には細心の注意が必要である．

1 気管支鏡検査

びまん性肺疾患の診断においては，まず年齢や症状などの臨床像，自己抗体などの血液検査成績，そして高分解能 CT（HRCT）を中心とした画像所見による非侵襲的検査結果などを総合的に判断し，疑わしい疾患とその鑑別疾患を絞り込むというプロセスが必須である．その後に必要であればまずは気管支鏡検査を実施することになるが，これには気管支肺胞洗浄（bronchoalveolar lavage：BAL），経気管支肺生検（transbronchial lung biopsy：TBLB），超音波気管支内視鏡ガイド下経気管支針生検（endobronchial ultrasound-guided transbronchial needle aspiration：EBUS-TBNA）などが含まれる．

BAL は生理食塩水により末梢肺胞領域を洗浄・回収し，その細胞成分や非細胞成分を検討する検査法である[1]．BAL によって回収された細胞成分は

肺実質における病態をおおむね反映していると考えられるため，びまん性肺疾患の診断ではもっとも重要な検査法の1つである．

TBLBは末梢肺胞領域の組織を低侵襲で採取できる手法であるが，その組織は1〜3 mmと小さいため，肉芽腫性肺疾患や悪性腫瘍，器質化滲出物の確認など診断に有用な疾患は限定される．また，EBUS-TBNAもサルコイドーシスや悪性腫瘍などの縦隔・肺門リンパ節腫大の診断に制限される．

いずれの検査においても文書による説明と同意の取得は必要である．

a どんなときに気管支鏡検査を実施するのか

どのような症例に気管支鏡検査を実施し，どの検査項目を提出するのかは疑われた疾患ごとに考慮する必要がある．BALおよびTBLBが診断に大きく貢献する代表疾患には過敏性肺炎，サルコイドーシス，Langerhans細胞組織球症（Langerhans'cell histiocytosis：LCH），びまん性肺胞出血，リンパ脈管筋腫症（lymphangioleiomyomatosis：LAM），肺胞蛋白症，好酸球性肺炎（eosinophilic pneumonia：EP），特発性器質化肺炎（cryptogenic organizing pneumonia：COP），アスベスト肺，悪性疾患，薬剤性肺障害などがあげられる[1〜4]．気管支鏡検査による感染症の除外も鑑別には重要である．BAL所見と代表的疾患の関連を表1に示す．表1に示した好酸球，リンパ球，好中球分画上昇の基準は報告による幅が大きいため，おおよその基準を表記した．また，TBLBの組織所見と代表的疾患の関連を表2に示す[5,6]．

BAL細胞分画は喫煙に影響されることが知られている．喫煙によりマクロファージや好中球数が増加し，リンパ球サブセットのCD4/CD8比は減少することが知られているため，BALの解析には喫煙の影響も考慮する必要がある[1]．CD4/CD8比はサルコイドーシスにおいて上昇することが報告されているが，過敏性肺炎の一病型である夏型過敏性肺炎では低値となり，農夫肺では高値となるなど，疾患や病型によって異なるため診断の補助的指標として考慮する[1]．

診断においてBALが特に重要な疾患としては，肺胞出血と肺胞蛋白症があげられる．びまん性肺胞出血における赤色BAL液は，洗浄回数が増えるたびに濃厚となることが特徴である（図1）．また，肺胞蛋白症では白色BAL液（米のとぎ汁様）を示し，静置するとリン脂質などが沈殿する（図2）．

表1 びまん性肺疾患およびその他の鑑別疾患における BAL のおもな所見

BAL 所見	代表的疾患
好酸球増加（≧20%）	好酸球性肺炎（EP），薬剤性肺障害
リンパ球増加（≧15%）	サルコイドーシス，過敏性肺炎，NSIP，COP，LIP，リンパ増殖性疾患，CTD-IP，薬剤性肺障害
好中球増加（≧10%）	AE-IP，AIP，急性呼吸窮迫症候群（ARDS），一般細菌感染症
赤色洗浄液	びまん性肺胞出血
白色洗浄液（PAS 染色陽性）	肺胞蛋白症
ヘモジデリン貪食マクロファージ	びまん性肺胞出血，DIP，RB-ILD
CD1a 陽性細胞（≧4〜5%）	Langerhans 細胞組織球症（LCH）
アスベスト小体，アスベスト繊維	アスベスト肺
核内封入体巨細胞	サイトメガロウイルス感染
悪性細胞陽性	肺癌，癌性リンパ管症，悪性リンパ腫

表2 びまん性肺疾患およびその他の鑑別疾患における TBLB のおもな組織所見

TBLB 組織所見	代表的疾患
肉芽腫	サルコイドーシス，過敏性肺炎，抗酸菌感染症，真菌感染症
好酸球浸潤	好酸球性肺炎（EP），薬剤性肺障害
器質化滲出物（気腔内のポリープ状肉芽組織）	COP，過敏性肺炎，感染症
硝子膜	AE-IP，AIP，急性呼吸窮迫症候群（ARDS）
ヘモジデリン貪食マクロファージ	びまん性肺胞出血，DIP，RB-ILD
気腔内の PAS 染色陽性物質	肺胞蛋白症
HMB45・αSMA・エストロゲンレセプター・プロゲステロンレセプター陽性 LAM 細胞	リンパ脈管筋腫症（LAM）
CD1a 陽性・S100 蛋白陽性 Langerhans 細胞	Langerhans 細胞組織球症（LCH）
アスベスト小体，アスベスト繊維	アスベスト肺
核内封入体巨細胞	サイトメガロウイルス感染
悪性腫瘍陽性	肺癌，癌性リンパ管症，悪性リンパ腫

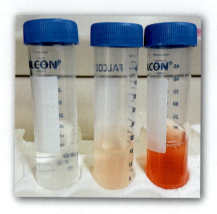

図1 びまん性肺胞出血における赤色BAL液
50 mLの生理食塩水により洗浄を3回，計150 mL実施した．左から1回目，2回目，3回目の回収液であり，洗浄回数が増えるごとに濃厚となっている．

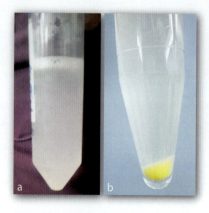

図2 肺胞蛋白症における白色BAL液
米のとぎ汁様とも表現される(a)．静置するとリン脂質などが沈殿する(b)．液体および沈殿物はPAS染色染色陽性となる．

これらの疾患ではBAL所見が即座に診断へと直結するため有用である．さらに，肺胞蛋白症ではBALによる区域洗浄が局所的な治療法にもなる．

　特発性間質性肺炎 (idiopathic interstitial pneumonias：IIPs) の約70％を占める特発性肺線維症 (idiopathic pulmonary fibrosis：IPF) における気管支鏡検査は，おもに過敏性肺炎や膠原病関連の間質性肺炎，感染症などの除外が主眼になる．IPFにおけるBALの細胞分画はほぼ正常であり，IPFの診断においてBALは必須とはされていないが，IPFと診断された症例のうち43％が慢性過敏性肺炎 (chronic hypersensitivity pneumonitis：CHP) であったとの報告もあるため[7]，抗原回避のためにもBALは重要な検査であると考えられる．

　IIPsの組織型の決定には原則として外科的肺生検 (surgical lung biopsy：SLB) が必要であるが，例外としてHRCTにおいて蜂巣肺を伴う usual interstitial pneumonia (UIP) パターンを呈し，BALでもリンパ球分画の上昇のない症例は臨床診断が可能である[8]．また，COPではTBLBでの器質化滲出物が，急性間質性肺炎 (acute interstitial pneumonia：AIP) ではBALでの好中球上昇やTBLBにおける硝子膜などが診断に役立つ．COPおよびAIPも

TBLB で十分な検体が得られれば，SLB は必要としない．特に AIP は急速進行性であり，SLB の実施はリスクが高いと思われる．

　ステロイドや免疫抑制薬，TNFα 阻害薬投与中の症例では，ニューモシスチス肺炎（*Pneumocystis* pneumonia：PCP）やサイトメガロウイルス（CMV）肺炎，抗酸菌や真菌など感染症の鑑別が重要となる．膠原病に合併した間質性肺炎，特に関節リウマチ合併例では，上記薬剤投与中の症例も多いため薬剤性肺障害の鑑別も重要である．つまり，このような症例においては，原病としての間質性肺炎悪化の診断のため，気管支鏡検査による感染症と薬剤性肺障害の除外が必要となる．

　EBUS-TBNA は近年登場した新たな手法であり，縦隔および肺門リンパ節に対し超音波ガイド下で針生検を行う．特にステージⅠ～Ⅱのサルコイドーシスでは，BAL・TBLB と比較しても正診率が有意に高値であったとの報告もあり有用と考えられる[9]．

b BAL，TBLB の準備と実施法

　気管支鏡検査の実施においては，出血などの緊急時に備えて静脈ルートを確保し，SpO_2 モニター，血圧計，心電図モニターなどを装着する．また，酸素吸入も行いその安全性に十分留意する．気管支鏡検査を実施する前に，可能な範囲で直前に CT 検査を実施し，検査部位を確認しておくことが気管支鏡検査を有益なものとするため必須である．びまん性肺疾患の BAL は，慣習的に回収率のよい右肺中葉あるいは左肺舌区にて実施されてきた．しかし，HRCT により中葉・舌区に病変が認められないときは，病変を確認でき，かつできるだけ前方の病変部（臥位での回収率がよいため）における洗浄が望ましい．TBLB は原則として BAL とは異なる部位にて実施するが，あらかじめ HRCT にて生検部位を確認しておくべきである．安全のため両側肺におよぶ検査は原則として行わない．

　BAL の生理食塩水は 36℃ に保温し，100～300 mL の範囲で洗浄する．通常は 50 mL×3 回の洗浄を実施している．回収率は 25％ 以上が望ましい．特に 10％ 以下では細胞分画の解析は困難である．気腫合併例などでは著しく回収率が低下するため，解析が困難であると判断した際には 100 mL での洗浄に留めるなど，安全面の配慮が必要である．

TBLB は通常 4〜6 個の組織を採取する．カップ状の鉗子と比較し鋸歯状の鉗子では組織が大きく採取できるが，気胸などの合併症が多いため注意が必要である．採取した組織片は鉗子により圧挫されているため，シリンジ内の 10％ホルマリンとともに陰圧をかけて膨らませ固定しておくことが後の病理組織診断に役立つ．

C BAL，TBLB の禁忌と注意点

　気管支鏡検査を実施する際には，その必要性とリスクを十分考慮する必要がある．6 週間以内に発症した心筋梗塞を有する症例では禁忌となる[1]．そのほかにも循環不全や重度の不整脈および心疾患，1 秒量（FEV_1）が 1 L 未満の低肺機能の症例には慎重に適応を検討する．また，酸素吸入下でも SpO_2 90％以上を維持できない症例も検査困難となる．一般的に 100 mL の BAL では SpO_2 が 5％低下するといわれているため，強い低酸素血症では適応外となる．その逆に人工呼吸器による換気下でも，検査中に十分な酸素化が得られれば検査は可能である．

　気管支鏡検査，特に TBLB を実施する前には凝固能や血小板数の確認が必須である[10]．また，抗凝固薬や抗血小板薬を使用中の症例も問題となる．投与を中止した際の脳梗塞・心筋梗塞といった血栓塞栓症が問題となるため，ヘパリン置換や循環器内科医への相談など慎重な対応が必要である．検査中に多量の出血が認められた際には，圧迫止血（wedge technique）しつつ出血側を低位とし止血薬を投与するなど迅速に対応し，無理な検査の継続は行わないことが肝要である．

　気管支鏡検査後の気胸は 3〜5％に発生するとされている[10]．胸腔ドレナージを必要としない軽微な気胸も多いが，胸痛などの症状がない場合でも遅くとも翌日には胸部単純 X 線検査を行い，肺炎とともに気胸の合併がないことを確認するべきである．また，両側気胸を避けるためにも，検査は一側に留めるべきである．

　間質性肺炎症例において気管支鏡検査を実施する際には，間質性肺炎の急性増悪（acute exacerbation of interstitial pneumonia：AE-IP）がもっとも大きなリスクとなるが，検査前の発症予測は困難とされている．BAL 後の AE-IP 頻度は 2.0％と低値であるが[11]，約半数例が死亡する重篤な病態であ

るため検査後のモニタリングには細心の注意が必要である．特に低肺機能の症例において多く合併する傾向がある．また，2回目以降のBAL後の発生が多いと報告されているため[11]，やはり間質性肺炎の進行例には注意が必要である．

2 SLB

びまん性肺疾患において気管支鏡検査を実施し，それでもなお確定診断に至らない症例にはSLBの実施を考慮する．採取される肺組織は数cm単位であり，TBLB組織よりもはるかに大きいため，病変の分布や気道および血管との関連，構造破壊などの情報が多く得られる．しかし，さらに侵襲の大きな検査となるため，その有益性とリスクを慎重に評価するべきである．近年はCTの解像度が向上しているため，特にHRCTでのUIPパターンを示す症例でのSLBは避けるべきと思われる．SLBが治療反応性や予後を予測するうえで重要と判断される症例に限定するべきである．当然，文書による説明と同意書の取得は必要であるが，特に呼吸器症状の乏しい症例においては，本人および家族の十分な理解が必須となる．

SLBは古くから実施されている開胸肺生検（open lung biopsy：OLB）と，その後に導入された胸腔鏡下肺生検（video-assisted thoracoscopic surgery：VATS肺生検）に大別される．両者における診断率に差はないものの，VATS肺生検では侵襲性が低いため合併症発生率が低く，術後入院期間の短縮も望めるためVATS肺生検でのSLBが望ましい（図3）[12]．

a どんなときにSLBを実施するのか

気管支鏡検査同様，どのような症例にSLBを実施し，どの検査項目を提出するのかは疑われた疾患ごとに考慮する必要がある．よって，それまでに得られた臨床情報や血液検査所見，HRCTなどの画像所見，BAL・TBLB結果を総合的に判断し，どの疾患が疑われ鑑別疾患は何なのかをSLBの前に十分検討することがもっとも重要である．検査によるリスクも少なくないため，治療反応性や予後を予測し治療方針を決定するうえでSLBが重要と判断される症例に限定するべきである．SLBの適応および避けるべきと考えられるお

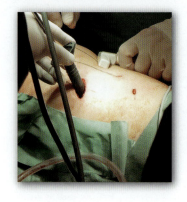

図3 胸腔鏡検査
肋間にトロカールという筒状の短い外套をまず留置し,胸腔鏡を挿入する.
〔中村祐太郎:Ⅱ-B-4 胸腔鏡検査,胸腔鏡下肺生検.林 秀晴,千田金吾(編),必携 内科検査・手技マニュアル この一冊ですべてがわかる!,南江堂,東京,pp128,2011〕
(撮影協力:浜松医科大学第一外科 船井和仁氏)

表3 SLBの適応および避けるべきと考えられるおもなケース

適応と考えられるケース	・組織型不明のIIPs(例外は下記参照) ・環境曝露などの精査でも診断に至らない慢性過敏性肺炎(CHP)疑い例(特にIPFとの鑑別) ・膠原病の診断基準を満たさないが,膠原病的要素を有する症例(特にIPFとの鑑別)
避けるべきケース	・HRCTにてUIPパターンを示し臨床的にIPFが疑われる症例(IPFの臨床診断例) ・TBLBで器質化滲出物が証明できたCOP ・臨床的にAIPが強く疑われる急性・亜急性の症例 ・HRCTにてUIPパターンを示す関節リウマチ症例 ・高齢者(75歳以上),低肺機能の症例(%DLco<40%,FEV_1<1Lなど),酸素吸入を要する症例,人工呼吸器使用中の症例など

もなケースを表3に示す.原則としてIPFの臨床診断例やCOP,AIP以外のIIPsにおいては,組織型決定のためSLBが必要となる.また,CHPが疑われるが確定診断に至らない症例や,自己抗体陽性など膠原病の背景が疑われる症例(各種膠原病の診断基準は満たさない症例)はSLBを考慮する.これらの疾患群ではステロイドや免疫抑制薬が比較的有効なケースも含まれているためである.一方でIPFと診断されれば,抗炎症および免疫抑制療法の有効性は否定的であり,近年登場したピルフェニドンやニンテダニブといった新規の肺線維化抑制薬による治療が主体となる.このように,治療方針を

大きく左右するような診断に寄与するSLBは実施する価値があると考えられる．膠原病に合併した（膠原病の診断基準を満たした）間質性肺炎においては，特に関節リウマチでHRCT上のUIPパターンを示した症例（蜂巣肺を認めた症例）は予後不良と報告されている[13,14]．そのうえ術後急性増悪のリスクもあるため，このような症例におけるSLBの適応は慎重に考慮すべきである．

b SLBの準備と実施法

SLBの前に直前のHRCTにて生検部位を十分検討する．蜂巣肺部分は情報が限られるため生検は避けるべきである．複数の生検でもそれぞれの病理組織が異なることがあるため，2〜3ヵ所からの生検が望ましい[6]．また，肺組織の大きさは診断に直接影響するため，少なくとも小指頭大の肺組織の採取が望ましい．おもにすりガラス影や浸潤影など病変の弱い部位と強い部位を，異なる肺葉から採取する．生検部位や胸膜癒着の有無，術式はVATS肺生検またはOLBなのかなどについて，術前に外科医と十分検討しておくことが重要である．

採取された肺組織はステープラの付着部位を切除し，組織培養などに提出する．また必要に応じて凍結検体を保存しておく．その後に10％ホルマリンを注入し膨らませるが，過度な注入による肺組織の破壊には注意する．組織が大きければさらに検体を切離し，多くの切片を観察できるようにする．採取部位や連続性がわかるようラベルしておくことも大切である．

c SLBの禁忌と注意点

心筋梗塞後間もない症例は禁忌と考えられる．また，その他の重篤な心疾患，重度の不整脈や循環不全例でのSLBも相対的禁忌と考えられるため，慎重な対応が必要である．さらに，肺拡散能（％DL_{CO}）が40％未満あるいはFEV_1が1L未満の低肺機能の症例，酸素吸入を要する呼吸不全例，急速進行例でのSLB実施も困難と考えられる．高齢者でのSLB実施について明確な基準はないが，75歳以上の高齢者では合併症のリスクが高く，また治療によるメリットも相対的に低下するため，症例ごとの検討が必要である．さらに，ステロイド治療がすでに開始されている症例では，得られた肺病変

への修飾が加わり病理診断が困難となることも多いので注意を要する．可能であれば治療開始前のSLBを検討すべきである．

　SLBの合併症としては術後の胸水，遷延性のエアリーク，血胸などが多く，軽微なものも含めるとOLB 18.1％に対しVATS肺生検9.6％と報告されている[15]．また，ステロイド投与中の症例では感染症や遷延性気胸などの合併症が多い．死亡率はOLB 4.3％に対しVATS肺生検2.1％といずれもVATS肺生検での頻度はOLBの約半数であった[15]．死因としては術後急速に進行する呼吸不全がもっとも多く[16]，SLB後のAE-IPの頻度は2.1％と報告されている[17]．死亡例の多くは最終的にIPFと診断された症例が多くを占めるため[15,17]，臨床像やHRCTでのUIPパターン（蜂巣肺あり）などからIPFが強く疑われる症例でのSLBは避けるべきであると考えられる．

　SLBにより肺組織が得られたあとには，病理診断医と放射線科医，呼吸器内科医のそれぞれの専門分野の医師によるmultidisciplinary discussion（MDD）を実施することが重要である．異なる部位から得られた肺病理標本は，それぞれが異なる組織パターンを示すことも少なくないため，最終診断は慎重に行うべきである．各疾患，特にIIPsにおける診断の詳細は成書に譲るものとする．

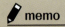
memo

> HRCTの解像度の向上とともに，蜂巣肺を認めず肺野のすりガラス影および網状影が主体となる症例では特発性の非特異性間質性肺炎（nonspecific interstitial pneumonia：NSIP）がしばしば疑われる．このHRCT所見のみで特発性NSIPと診断してしまうケースをしばしば見かけるが，現在のIIPsにおけるNSIPの確定診断にはSLBが必須である（ATS/ERSステートメント，2013）．このような症例では早期のIPFなども含まれている可能性があり，治療方針が大きく異なるため，進行性であればSLBも考慮する．

文 献

1) 日本呼吸器学会びまん性肺疾患学術部会, 厚生労働省難治性疾患克服研究事業びまん性肺疾患調査研究班（編）：気管支肺胞洗浄（BAL）法の手引き, 克誠堂出版, 東京, 2008
2) Wells AU：The clinical utility of bronchoalveolar lavage in diffuse parenchymal lung disease. Eur Respir Rev **19**：237-241, 2010
3) Meyer KC, Raghu G：Bronchoalveolar lavage for the evaluation of interstitial lung disease：is it clinically useful? Eur Respir J **38**：761-769, 2011
4) Meyer KC, et al：An official American Thoracic Society clinical practice guideline：the clinical utility of bronchoalveolar lavage cellular analysis in interstitial lung disease. Am J Respir Crit Care Med **185**：1004-1014, 2012
5) Leslie KO, et al：Transbronchial biopsy interpretation in the patient with diffuse parenchymal lung disease. Arch Pathol Lab Med **131**：407-423, 2007
6) 日本呼吸器学会びまん性肺疾患診断・治療ガイドライン作成委員会（編）：特発性間質性肺炎診断と治療の手引き, 第2版, 南江堂, 東京, 2011
7) Morell F, et al：Chronic hypersensitivity pneumonitis in patients diagnosed with idiopathic pulmonary fibrosis：a prospective case-cohort study. Lancet Respir Med **1**：685-694, 2013
8) Raghu G, et al：An official ATS/ERS/JRS/ALAT statement：idiopathic pulmonary fibrosis：evidence-based guidelines for diagnosis and management. Am J Respir Crit Care Med **183**：788-824, 2011
9) Nakajima T, et al：The role of EBUS-TBNA for the diagnosis of sarcoidosis--comparisons with other bronchoscopic diagnostic modalities. Respir Med **103**：1796-1800, 2009
10) 日本呼吸器内視鏡学会安全対策委員会（編）：手引き書―呼吸器内視鏡診療を安全に行うために―, 第3版, 2013（http://www.jsre.org/medical/1304_tebiki.pdf）
11) Sakamoto K, et al：Acute exacerbation of IPF following diagnostic bronchoalveolar lavage procedures. Respir Med **106**：436-442, 2012
12) 中村祐太郎：Ⅱ-B-4 胸腔鏡検査, 胸腔鏡下肺生検. 林　秀晴, 千田金吾（編）, 必携 内科検査・手技マニュアル この一冊ですべてがわかる！, 南江堂, 東京, pp128, 2011
13) Kim EJ, et al：Usual interstitial pneumonia in rheumatoid arthritis-associated interstitial lung disease. Eur Respir J **35**：1322-1328, 2010
14) Tsuchiya Y, et al：Lung diseases directly associated with rheumatoid arthritis and their relationship to outcome. Eur Respir J **37**：1411-1417, 2011
15) Nguyen W, Meyer KC：Surgical lung biopsy for the diagnosis of interstitial lung disease：a review of the literature and recommendations for optimizing safety and efficacy. Sarcoidosis Vasc Diffuse Lung Dis **30**：3-16, 2013
16) Blanco M, et al：Surgical lung biopsy for diffuse lung disease. Our experience in the last 15 years. Rev Port Pneumol **19**：59-64, 2013
17) Kondoh Y, et al：Acute exacerbation of interstitial pneumonia following surgical lung biopsy. Respir Med **100**：1753-1759, 2006

VIII 病理検査の必要性

武村 民子

POINTS

- びまん性肺疾患のなかで経気管支肺生検（TBLB）により診断可能なものは，疾患特異的な病理像をもつものである．慢性線維化肺の病理診断は TBLB では困難である．
- 特発性肺線維症（IPF）の病理像は通常型間質性肺炎（UIP）であり，小葉辺縁優位の線維化が正常肺を介して不均一に分布する．先行する線維化のへりには線維芽細胞巣がみられる．
- 非特異性間質性肺炎（NSIP）では汎小葉性に肺胞中隔に時相の均質な単核細胞浸潤とさまざまな程度の線維化がみられ，細胞性（cellular）と線維性（fibrosing）に分類される．
- 特発性器質化肺炎（COP）は急性あるいは亜急性の間質性肺炎であり，肺胞腔から呼吸細気管支内腔にポリープ状の器質化が進展する．
- NSIP ならびに器質化肺炎（OP）がみられる場合には，常に膠原病，過敏性肺炎などとの鑑別を要する．

1 びまん性肺疾患における経気管支肺生検標本および外科的肺生検標本の意義

びまん性肺疾患において，疾患の確実な診断と迅速で的確な治療のためには，画像に加えて病理組織所見が必須である．適切な病理組織所見を得るために，通常，経気管支肺生検（transbronchial lung biopsy：TBLB）と胸腔鏡下肺生検（video-assisted thoracoscopic surgery：VATS 肺生検）が施行される．本章ではこれらの生検によって得られる病理標本の意義と問題点を記載する．

a TBLBによる病理診断

1) TBLBの有用性

　びまん性肺疾患のうち，悪性腫瘍，肉芽腫性疾患（サルコイドーシスや過敏性肺炎），感染症（ニューモシスチス肺炎など），好酸球性肺炎（eosinophilic pneumonia：EP），肺胞蛋白症など特異的な病理像によって診断可能な疾患や，非特異的な病理像であっても臨床状況から肺の病態を把握しうる疾患ではTBLBは有用であり，適切な治療方針の決定が可能である（p.79「Ⅶ 気管支鏡の適応と結果の解釈，外科的肺生検について」も参照）．たとえば薬剤性肺障害や特発性間質性肺炎（idiopathic interstitial pneumonias：IIPs）で急性経過を示す場合には，速やかな治療のためにTBLBは重要な診断手段となる．しかしながら，肉芽腫性疾患など類似の組織像を示す場合には鑑別が必要になることはいうまでもない（表1）[1]．2002年の米国胸部学会（ATS）/欧州呼吸器学会（ERS）のIIPsに関する合議ステートメントによれば，特発性肺線維症（idiopathic pulmonary fibrosis：IPF）の除外のために気管支肺胞洗浄所見やTBLBによる病理診断の有用性があげられている[2]．以下にTBLBによる病理所見が有用であった症例として悪性腫瘍，サルコイドーシス，夏型過敏性肺炎の症例を提示する（図1）．

表1　びまん性肺疾患におけるTBLBによる診断の意義

TBLBで診断が確定できる疾患	TBLB所見と臨床所見で診断可能な疾患	TBLB所見では診断確定できない疾患
悪性腫瘍（癌，リンパ腫） 肺感染症（クリプトコッカス症，ニューモシスチス肺炎） 抗酸菌症[*1] 肺胞蛋白症 肺胞微石症など	サルコイドーシス[*1] 急性過敏性肺炎 塵肺 鉄肺症 好酸球性肺炎 AIP COP Langerhans細胞組織球症	IIPs 膠原病に伴う間質性肺炎 びまん性汎細気管支炎 多発血管炎性肉芽腫症[*2] リンパ増殖性肺疾患[*2]

*1：鑑別が必要な場合がある．
*2：特異的な病変部が適切に採取されれば，診断可能な場合がある．
〔日本呼吸器学会びまん性肺疾患診断・治療ガイドライン作成委員会（編）：特発性間質性肺炎 診断と治療の手引き，第2版，南江堂，東京，pp17，2010より改変〕

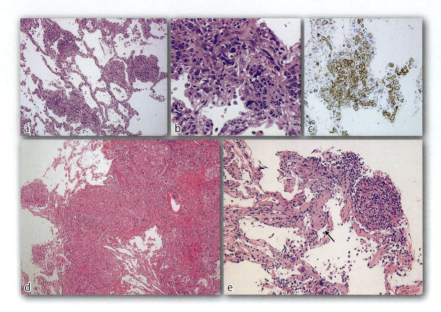

図1　TBLB で診断可能であったびまん性肺疾患

血管内リンパ腫（intravascular lymphomatosis：IVL）症例（a〜c）
a：肺胞毛細血管，細動脈内に異型リンパ球浸潤を認める（HE 染色，×10），b：大型異型リンパ球が細血管内に充満している（HE 染色，×40），c：L26 陽性の B 細胞性リンパ球（×20），d：サルコイドーシス．多数の類上皮細胞肉芽腫が肺胞領域に認められる（HE 染色，×10），e：夏型過敏性肺炎．肺胞腔内に疎な肉芽腫，肺胞中隔にリンパ球浸潤，肺胞腔内に微小な器質化（矢印）がみられる（HE 染色，×20）．

2）TBLB によって得られる病理組織像の限界

　10 mm 大の肺小葉構造から見た場合，1 mm 前後の TBLB 切片から炎症細胞浸潤や線維化の空間的な分布を正確に把握するのはきわめて困難である．さらに，採取時に陰圧をかけて肺胞を開く操作を行うが，十分な拡張が得られない場合には肺胞の状態が正確に把握できないことが多い．IIPs のなかでも非特異性間質性肺炎（nonspecific interstitial pneumonia：NSIP）のように汎小葉性に比較的均質な分布を示す例ではある程度の診断に至るものの，空間的に病変分布が不均一である IPF では，たとえ肺実質の線維化が採取されたとしても TBLB では適切な病理診断を決定することはできず，慢性線維化性間質性肺炎の診断手段としては TBLB では十分な情報が得られない．

2 外科的肺生検による病理診断

a どのような症例に外科的肺生検が有用か

2002年のATS/ERS合議ステートメントのIIPsの診断フローチャートにおいては,典型的IPFといえない例では,確実な臨床-病理診断のため外科的肺生検(surgical lung biopsy：SLB)が必須とされている[2].SLBには開胸肺生検(open lung biopsy：OLB)とVATS肺生検があるが,近年ではVATS肺生検によることが多い.高分解能CT(HRCT)で肺底部,胸膜側に蜂巣肺のある典型的IPFはあえて生検されないが,2011年のIPFのガイドライン[3]による画像上 possible UIP〔通常型間質性肺炎(usual interstitial pneumonia：UIP)の可能性がある〕あるいは inconsistent UIP(UIPに合致しない)とされる間質性肺炎に関しては,治療方針を決定するためにもSLBを施行し,多職種による議論(multidisciplinary discussion：MDD)を行うことが必須である.

b 採取部位について

HRCTで病変を代表する部位,新たな病変が出現した部位,病変部と正常肺を含めた部位からの生検が望ましく,また病変の進行度の差をみるうえからも異なる肺葉からの採取が必要である.二次小葉のサイズが約1 cm大であるので,少なくとも1〜2 cm大以上の複数の小葉を含む大きさで採取したい.しかしながらVATS肺生検における検体はほとんどが胸膜から2〜3 cmほどの部分からの採取であるため,肺の中枢側の病変を十分反映していない可能性がある.また採取に際して肺葉の尖端部を採取することが多いが,肺の尖端部は特に肺底部では非特異的に肺胞のつぶれや線維化が強く,end-stage lungとしかいえないような組織も多い.したがって,SLBによる病理所見は常にHRCT像と対比しなければならない.

c SLBによる病理所見のための肺構造の基礎

VATS肺生検で得られた肺組織標本には通常,複数の小葉が含まれるが,肺小葉のどの部分にどのような病変が生じているかを知ることは原因にも関

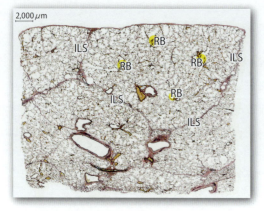

図2　肺の二次小葉
ILS：小葉間隔壁，RB：呼吸細気管支（EVG染色，×1）
〔武村民子：慢性線維化性間質性肺炎と蜂巣肺の病理．特発性肺線維症の画像診断―蜂巣肺，IPF/UIP画像診断の理解のために―，酒井文和，ほか（編），メディカル・サイエンス・インターナショナル，東京，pp25-56，2015〕

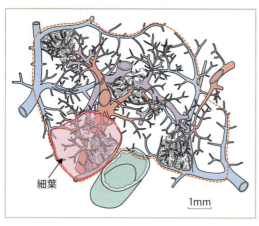

図3　肺の小葉と細葉
破線で囲まれた部分が小葉．ピンク色のアミが敷かれた部分が呼吸細気管支以下すなわち細葉に相当する．
〔松本武四郎：10章 肺．岩波講座 現代生物学10 組織と器官Ⅱ，飯島宗一，ほか（編），岩波書店，東京，pp315-372，1977〕

わることであるので，病理像の理解のために必要な肺の基本構造のみ記載したい．詳細は文献4)を参照されたい．

1）小葉・細葉

　Millerの二次小葉は小葉間隔壁で境された1〜2.5 cm大の組織単位であるが（図2）[4]，すべての小葉は小葉間隔壁で境されていないため，より実際的な肺の単位としてReidならびに松本の小葉（図3）[5]に基づいてみると，病変の成り立ちを把握しやすい．この小葉は肺のどの部位においても8〜10 mm大の大きさで，小葉間静脈で境された単位であり，小葉間隔壁の有無を問わない．この小葉には3〜5個の細葉（acinus）が含まれる．Reidは

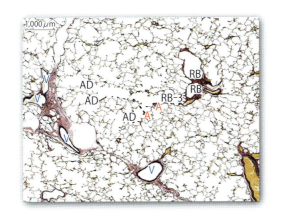

図4 正常肺の亜細葉の一部（EVG染色，×2）
AD：肺胞管，RB：呼吸細気管支，V：小葉間静脈，A：肺動脈．肺胞管は350〜500 μm幅であり，小葉間隔壁，あるいは胸膜から呼吸細気管支まで平均すると4 mmのところに存在する．肺胞管とそこから開口する肺胞が相互に背中合わせになっている．
〔武村民子：慢性線維化性間質性肺炎と蜂巣肺の病理．特発性肺線維症の画像診断―蜂巣肺，IPF/UIP画像診断の理解のために―．酒井文和，ほか（編），メディカル・サイエンス・インターナショナル，東京，pp25-56, 2015〕

細葉の入り口を終末細気管支と定め，松本は呼吸細気管支の第一次を細葉の入り口とした．細葉中心部（centriacinar）とは，呼吸細気管支と反回枝を含む周囲肺胞を示す．このような小葉構造は肺の末梢のみならず，肺の中枢部においても娘枝によって存在する．一方，肺における"広義の間質"には胸膜，小葉間隔壁，小葉間静脈，気管支動脈，小葉間細気管支，肺動脈があり，細葉辺縁には上記に加えて，小葉内静脈，細静脈，膜性細気管支，終末細気管支が含まれる．胸膜・隔壁接合部は肺静脈ならびにリンパ管が集合する部位にあたり，線維化が生じやすい部位である．

2）肺胞管・肺胞

肺胞管（alveolar duct）は肺実質の通気路として存在するため，この部位は気道の最末端でもある．肺胞管は細葉内で分岐を繰り返し，肺胞を開口させている．それぞれの肺胞管に由来する肺胞と肺胞は背中合わせの状態で存在する．肺胞が開口する部分には肺胞入口輪があり，弾性線維と平滑筋が認められることから，肺胞構造改変における重要な目印となる（図4）[4]．肺に

おける"狭義の間質"である肺胞中隔にはガス交換を行う場としてその表面にⅠ型肺胞上皮，サーファクタントを産生するⅡ型肺胞上皮があり，そこにはⅠ型肺胞上皮と基底膜を共有する毛細血管が存在する．"肺実質"とはガス交換の場である肺胞中隔と空気を含む肺胞腔を示す．

d 間質性肺炎の基本的な病理像

肺胞腔を病変の主座とする肺炎に対し，間質性肺炎はガス交換を行う肺胞中隔を病変の主座とする，炎症と線維化を示すびまん性肺疾患である．間質性肺炎を構成する主たる病理像は，胞隔炎と肺胞腔内器質化・線維化である．

1）胞隔炎

胞隔炎（alveolitis, mural alveolitis）は肺胞中隔にさまざまな炎症細胞浸潤と浮腫，あるいは線維化をきたす病変である．浸潤する細胞はおもにリンパ球，単球，形質細胞，時に好酸球浸潤からなる．

2）肺胞腔内器質化/線維化

多くの間質性肺炎では肺胞中隔のみならず，肺胞中隔の基底膜，また上皮傷害によって肺胞腔にも病変が生じるが，それを把握するためにEVG染色が重要となる．腔内器質化の初期はポリープ状器質化（Masson体）であり，やがてそれは収縮してコラーゲン球となる．一方，比較的広い範囲で肺胞上皮傷害すなわち肺胞上皮の剥離や，上皮ならびに基底膜の断裂が生じたあとには，肺胞腔内滲出と器質化は傷害部位の肺胞隔壁において広く肺胞上皮によって被覆され，肺胞壁に取り込まれる像，すなわち壁在型線維化（mural incorporation fibrosis）を形成する．HE染色ではあたかも肺胞中隔が線維化で肥厚したようにみえるが，EVG染色でみると，既存の肺胞中隔に肺胞腔内の器質化・線維化が取り込まれた像として観察される．肺胞上皮傷害がさらに強くなると，器質化は肺胞腔を充填し，もとの肺胞構造に復元できない状態（閉塞型線維化）や肺胞相互の癒着が生じ含気のない状態（collapse, atelectatic fibrosis）が生じる．以上の腔内線維化の種々相を模式図で示す（図5）[4,6]．

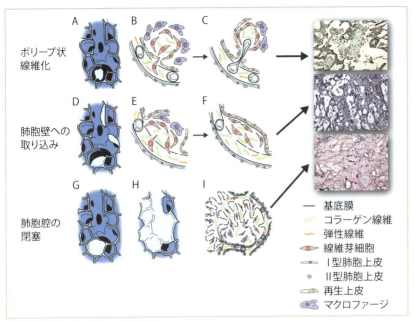

図5　肺胞腔内器質化のパターン
A〜C：ポリープ状の肺胞腔内器質化，D〜F：壁在型線維化：肺胞腔内器質化が肺胞隔壁に取り込まれる，G〜I：肺胞腔を閉塞する線維化．
〔武村民子：慢性線維化性間質性肺炎と蜂巣肺の病理．特発性肺線維症の画像診断―蜂巣肺，IPF/UIP 画像診断の理解のために―，酒井文和，ほか（編），メディカル・サイエンス・インターナショナル，東京，pp25-56，2015．Basset F, et al：Intraluminal fibrosis in interstitial lung disorders. Am J Pathol **122**：443-461, 1986〕

ⓔ びまん性間質性肺炎の病理診断における留意点

　びまん性間質性肺炎の SLB で病理組織像を見る場合，病変が小葉全体にびまん性か，それとも局所的（斑状）であるか，また局所性の場合には小葉辺縁性か，小葉中心性であるかといった空間的分布をとらえることが大切である．次に病変の時相が一様であるか，あるいは新旧の病変が混在しているかに加え，滲出成分，炎症細胞浸潤の種類，線維芽細胞，筋線維芽細胞，平滑筋などが肺胞隔壁あるいは肺胞腔内にどの程度に存在するかどうかをみる．同時に胸膜，気管支・血管束などの広義の間質や細気管支に病変がないかどうか把握する必要がある．呼吸細気管支を中心とする線維化や細気管支

上皮化生の存在など，組織所見から原因が推定される場合もあり，また浸潤細胞や血漿成分の滲出，器質化の程度から治療方針を示すことも病理所見からいえることである．病理診断においてさらに銘記すべき重要なことは，得られた病理像はある一時点のものであるということで，経過のどの時点をみているのかを考慮しなければならない．

f SLB で複数の組織型が混在する場合の解釈

IIPs に関する ATS/ERS の合議ステートメントの 2013 年の改訂では，併存病変（coexisting pattern）が記載されている[7]．これは複数の肺葉から採取される病理像が異なる場合のことで，たとえば下葉が UIP で，上葉が NSIP であるなどである．このような場合は discordant UIP とされ，その経過は UIP/IPF に準じるものと考えられている．膠原病肺では，一葉に UIP と NSIP が同時にみられることはよく経験することである．また喫煙者の肺では，高頻度に複数の組織像が同一肺葉の生検に認められる．気腫合併肺線維症（combined pulmonary fibrosis with emphysema：CPFE）では肺気腫と間質性肺炎が併存する[8]．気腫合併例のなかには明らかな UIP や NSIP と判断できず，細気管支を中心とする線維化と嚢胞性変化を示す症例がある．

3 UIP, NSIP, OP の病理診断のポイント

a 通常型間質性肺炎（UIP）

UIP は間質性肺炎の中心となる組織型であり，IPF の病理像である[2]．SLB にみられる UIP の早期病変は小葉辺縁部に相当する胸膜下（subpleural）や小葉間隔壁（paraseptal）の線維化（肺胞腔内線維化，肺胞の虚脱を伴う）であり，正常肺との境界は急峻で斑状に分布する．低倍率でみるとあたかもパッチワークのようなパターンを呈する（図 6）[4]（表 2）[2]．線維化のなかには虚脱した肺胞がみられ，しばしば平滑筋の増生がみられる．先行する線維化の縁には気腔に面して線維芽細胞巣（fibroblastic focus）がみられるが，これは新しい小規模の急性肺傷害といえる病変である．線維芽細胞巣にみられる細胞はおもに筋線維芽細胞であり，その表面は再生上皮で被覆される．線維芽細胞巣の基質にはプロテオグリカンが豊富であり，アルシアン青染色で見る

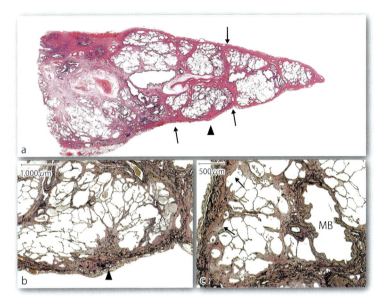

図6 UIP初期像
a:小葉辺縁性の線維化.胸膜下,小葉間隔壁に接する肺胞の線維化がみられる(HE染色,×0.5).矢印:小葉間隔壁,矢頭:細葉間隔壁,b:細葉間隔壁の楔形の線維化(EVG染色,×3),c:胸膜下,小葉間隔壁に接する肺胞の線維化(EVG染色,×5).矢印:線維芽細胞巣,MB:膜性細気管支.
(神奈川循環器呼吸器病センター 小倉高志先生のご厚意による)
〔武村民子:慢性線維化性間質性肺炎と蜂巣肺の病理.特発性肺線維症の画像診断—蜂巣肺,IPF/UIP画像診断の理解のために—,酒井文和,ほか(編),メディカル・サイエンス・インターナショナル,東京,pp25-56,2015〕

表2 SLBにおけるUIPの基本病理像

主要病変	・肺胞構造改変をきたす密な線維化,しばしば蜂巣肺形成 ・線維芽細胞巣が密な線維化の辺縁に存在 ・パッチワーク状に線維化と正常肺が分布 ・胸膜下,傍隔壁の病変分布
否定的病変	・サルコイドーシスやLangerhans細胞組織球症など他疾患を示唆する病変がない ・間質の著明な慢性炎症細胞浸潤がないこと ・肉芽腫が目立たないか,存在しないこと ・多量な無機粒子の沈着がないこと(例:アスベスト小体) ・著明な好酸球浸潤がないこと

①低倍率で見ると空間的に不均一性があり,正常肺と線維化の境界が急峻である(パッチワーク状).
②線維化の部分では時間的な不均一性がある.
③小葉辺縁性にもっとも変化が強い.
(American Thoracic Society/European Respiratory Society. International consensus statement:idiopathic pulmonary fibrosis:Diagnosis and treatment. Am J Respir Crit Care Med **165**:277-304, 2002)

と低倍率でもその分布を容易に確認できる．通常の組織の修復としてみられる肉芽組織と異なる点は，線維芽細胞巣には炎症細胞浸潤や毛細血管の進入がほとんどないことである．

1）蜂巣肺

蜂巣肺は IPF の画像診断における重要な所見である．蜂巣肺は肉眼的に胸膜下優位に形成される 3～10 mm 大の境界明瞭な円形の小囊胞の集簇で，その隔壁は線維性に肥厚し，あたかも蜂の巣に類似することから蜂巣肺（蜂窩肺）と呼称されている．胸膜面からみると，3～5 mm の規則正しい凹凸からなり，臓側胸膜は小葉間隔壁の部分で陥入する．この病理像は小葉辺縁部の虚脱した肺胞ならびに肺胞管の畳み込み（虚脱）と肺胞の破壊による気腔の拡張と，それに連続する細気管支拡張からなる病変である（図7）[4]．小囊胞の内面は細気管支上皮で被覆され，時に扁平上皮化生がみられる．蜂巣肺はUIP の病理像のなかでも診断的価値の高い所見といえるが，間質性肺疾患の終末像（end-stage lung）であり，IPF/UIP 特有の病変ではない．一方，生検でみられる顕微鏡的蜂巣肺はより小さく，細葉単位に生じ，その中に粘液貯留があると HRCT でも描出できない．その病理像は細葉辺縁部の肺胞の線維化・虚脱から始まり，肺胞の破壊，肺胞管の拡張と，そこに連続する細気管支拡張からなる病変である（図8）[4]．

2）UIP の確信度

2011 年の IPF ガイドラインでは UIP の病理診断の確信度すなわち UIP パターン，probable UIP パターン，possible UIP パターン，not UIP パターンが定義された（表3）[3]．probable UIP パターンには斑状病変か線維芽細胞巣のいずれかがなく，除外所見がないこと，あるいは蜂巣肺のみの場合が該当し possible UIP パターンは除外所見がないことのほかには patchy でも diffuse でも線維化がある場合となっている．図9にガイドラインに沿った病理像を示す．このガイドラインにおける問題点は，not UIP パターンとしてあげられている病理組織所見の標準化がされていないことである．

3）いわゆる二次性 UIP について

病理学的に UIP を示す間質性肺炎のなかでは慢性過敏性肺炎（chronic hypersensitivity pneumonitis：CHP）と膠原病肺がもっとも重要な鑑別疾患となる[9]．特に CHP はここ数年で病理学的所見の集積があり，小葉辺縁性の線維化とともに小葉中心性線維化や架橋線維化（図10），疎な肉芽腫や巨

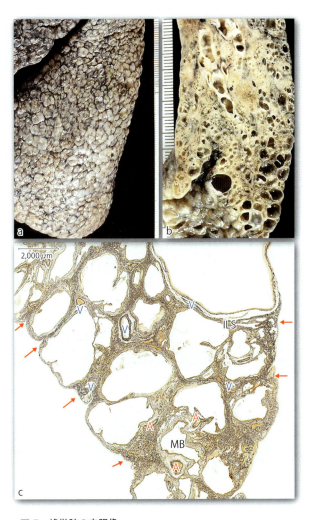

図7 蜂巣肺の肉眼像

a：胸膜面は硬く，3〜5 mm 大の凹凸からなる．b：割面では胸膜下から2〜3層にわたって3〜5 mm 大の壁の厚い円形の小囊胞の集簇がみられる．c：bのミクロ像．矢印は胸膜の陥入を示す．小葉間隔壁に相当し，そこには小葉辺縁部の虚脱した肺胞が存在する（EVG 染色，×6）．蜂巣肺の陥凹している部分は小葉間隔壁に沿った肺胞の虚脱を反映する．肺胞管は不明瞭，本来の小葉は縮んでいる．

V：肺静脈，A：肺動脈，MB：膜性細気管支，ILS：小葉間隔壁
〔武村民子：慢性線維化性間質性肺炎と蜂巣肺の病理．特発性肺線維症の画像診断―蜂巣肺，IPF/UIP 画像診断の理解のために―，酒井文和，ほか（編），メディカル・サイエンス・インターナショナル，東京，pp25-56，2015〕

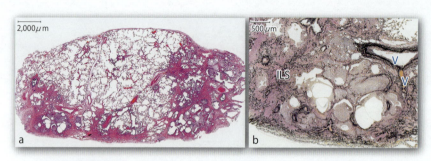

図8 顕微鏡的蜂巣肺

a：細葉単位で細葉辺縁の肺胞の虚脱，細葉内の粘液貯留がみられる（HE染色，×1），b：細葉辺縁の虚脱と拡張気腔の粘液貯留（EVG染色，×5）．ILS：小葉間隔壁，V：小葉間静脈．

〔武村民子：慢性線維化性間質性肺炎と蜂巣肺の病理．特発性肺線維症の画像診断―蜂巣肺，IPF／UIP画像診断の理解のために―，酒井文和，ほか（編），メディカル・サイエンス・インターナショナル，東京，pp25-56, 2015〕

表3 UIPパターンの病理学的診断基準

UIPパターン（4つすべてを満たす）	probable UIPパターン	possible UIPパターン（3つすべてを満たす）	not UIPパターン（6つのうちどれかを含む）
・顕著な線維化と構造改変±蜂巣肺（胸膜下，傍隔壁に分布） ・線維化による肺実質の斑状病変がある ・線維芽細胞巣がある ・他疾患を示唆する，not UIPパターンの項で示される6つの所見がないこと	・顕著な線維化と構造改変±蜂巣肺 ・斑状病変あるいは線維芽細胞巣がない，しかし，その両方の所見がないものは除外 ・他疾患を示唆する，not UIPパターンの項で示される6つの所見がないこと，あるいは ・蜂巣肺のみの変化	・間質の炎症の有無にかかわらず斑状あるいはびまん性の線維化 ・UIPパターンで特徴的な3つの所見がない（UIPパターンの欄を参考に） ・他疾患を示唆する，not UIPパターンの項で示される6つの所見がないこと	・硝子膜 ・器質化肺炎 ・肉芽腫 ・蜂巣肺から離れた部分での顕著な間質の細胞浸潤 ・顕著な気道中心性病変 ・他疾患を示唆する病変

（Raghu G, et al：An official ATS/ERS/JRS/ALAT statement：Idiopathic pulmonary fibrosis：evidence-based guidelines for diagnosis and management. Am J Respir Crit Care Med **183**：788-824, 2011）

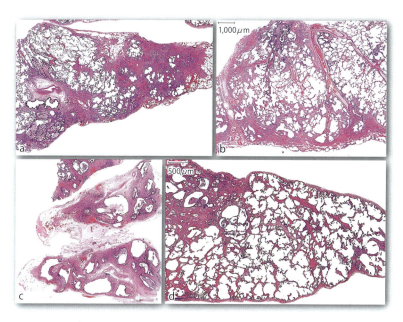

図9 2011 ガイドラインによる UIP の確信度に基づく病理像
a：definite UIP（HE 染色，×1），b：probable UIP（HE 染色，×1），c：probable UIP（蜂巣肺のみ）（HE 染色，×1），d：possible UIP（HE 染色，×1）

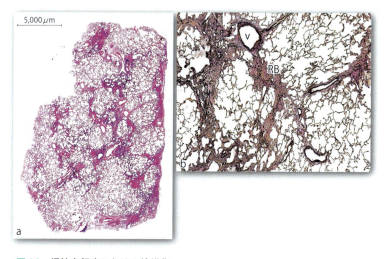

図10 慢性鳥飼病における線維化
a：小葉辺縁性線維化と小葉中心性線維化がみられる（HE 染色，×1），b：小葉中心性線維化と小葉間隔壁の間の架橋線維化（EVG 染色，×4）．

細胞の頻度が高い．病理所見によって環境要因の可能性が示唆されるが，CHPの約30％ほどでは抗原が同定されないといわれる[7]．また，Morellらは2011年のIPFガイドラインに基づいてIPFと診断された46例中20例（43％）が抗原に対する特異抗体，BAL所見，経気道的な抗原誘発試験によってCHPと診断されたと報告しているが[10]，抗原が確定できない症例の多くがIPFとして経過観察されている可能性がある．一方，UIP像を示す膠原病とIPF/UIPとの比較では胚中心をもつリンパ濾胞の過形成（図11）や間質の細胞浸潤の多さ，線維芽細胞巣の少ないことが，細気管支炎などIPF/UIPとの差であるとされる[9]．

b 非特異性間質性肺炎（NSIP）

NSIPパターンは，膠原病や過敏性肺炎，薬剤性肺障害など多くの原因で生じるびまん性間質性肺炎である[11]．NSIPは2002年のATS/ERS合議ステートメントで暫定的にIIPsのなかに分類されたが[2]，2008年には特発性NSIPの疾患概念が確立した（表4）[12]．病変は汎小葉性で時相の均質な肺胞隔壁を主体とする炎症細胞浸潤とさまざまの程度の線維化であり，細胞性（cellular）と線維性（fibrosing）に分類されるが（図12），2013年のATS/ERS IIPs改訂分類ではNSIPの80％近くはf-NSIPである．f-NSIPでは肺胞隔壁の線維性肥厚と単核細胞浸潤がみられ，気腔は軽度拡張するが，肺胞

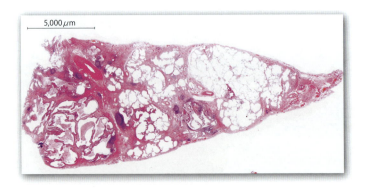

図11　RAのUIP像
広義の間質に胚中心をもったリンパ濾胞が目立つ（HE染色，×0.8）．
（国立国際医療研究センター　泉　信有先生のご厚意による）

表4 NSIPの病理所見

主要な組織所見	細胞性	・軽度～中等度の肺胞中隔の細胞浸潤 ・炎症部位のⅡ型肺胞上皮の過形成
	線維性	・均質感のある肺胞隔壁の密な，あるいは疎な線維化肺胞肺構築は保持されている ・間質の細胞浸潤は軽度～中等度
否定的所見	細胞性	・密な間質の線維化がない ・器質化肺炎は目立つ所見ではない（標本の20％以下） ・びまん性の高度の肺胞隔壁の細胞浸潤がない
	線維性	・時相の均質性：線維芽細胞巣は目立たないか，存在しない ・蜂巣肺は目立たないか存在しない（拡張気腔は存在することがある）
	細胞性と線維性の両方	・急性肺傷害がない：硝子膜がない ・好酸球浸潤がない ・肉芽腫がない ・ウイルス感染や特殊染色によって同定される微生物がない ・著明な細気管支病変がない（例：細気管支上皮化生）

（Travis WD, et al：Idiopathic nonspecific interstitial pneumonia：report of an American Thoracic Society project. Am J Respir Crit Care Med 177：1338-1347, 2008）

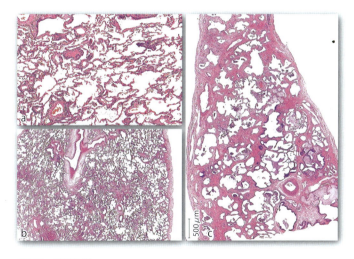

図12 NSIP像
a：細胞性NSIP（HE染色，×10），b：細胞性NSIP．しばしば肺胞腔内器質化が存在する（HE染色，×5），c：線維性NSIP．汎小葉性に均質な線維化がみられ，細気管支拡張がみられる（HE染色，×2.5）．

表5 COP/OPの主要な組織像

主要病変	・肺胞腔，肺胞管，呼吸細気管支内腔の器質化 ・小葉内の斑状の分布 ・肺胞構築は保持されている ・時相の均一性 ・間質の軽度の炎症細胞浸潤
否定的病変	・間質の線維化 ・肉芽腫がない ・好中球浸潤や膿瘍がない ・壊死がない ・硝子膜がないか，肺胞腔内に著明なフィブリン析出がない ・間質に著明な好酸球浸潤がない ・血管炎がない

(American Thoracic Society/European Respiratory Society. International consensus statement：idiopathic pulmonary fibrosis：Diagnosis and treatment. Am J Respir Crit Care Med **165**：277-304, 2002)

構造は比較的保たれ，牽引性細気管支拡張がみられる．f-NSIPでは高頻度に肺胞隔壁へ取り込まれる壁在型線維化がみられるが，経過の進展に伴って，気腔の拡張（airspace enlargement）ならびに肺胞の縮みとそれによる牽引性気管支拡張が進展する場合がある．また，f-NSIP像はしばしばUIPの中に認められる．

それではc-NSIPはどのような位置づけになったのか．実臨床で病理像をみると，c-NSIPは膠原病関連，HP関連，そして急性変化のIPにおいてみられることに気づかされる．最近，自己免疫性特徴をもつ間質性肺炎（interstitial pneumonia with autoimmune features：IPAF）の病理像としてNSIP，OP，リンパ球性間質性肺炎（LIP）が提示されている[13]．また，NSIPと他の組織型の合併と予後との関連が明らかにされ，NSIPの再評価が行われている．

c 特発性器質化肺炎（COP）

特発性器質化肺炎（cryptogenic organizing pneumonia：COP）は，2013年の改訂においては急性，亜急性の経過のIPに分類されている[7]．肺胞腔や肺胞管を充填する器質化病変であり，ステロイドによく反応する．病変は小葉内に斑状であり，しばしば呼吸細気管支が中心となり，比較的境界は明瞭である．周囲肺胞中隔の細胞浸潤は軽微である（**表5**）[2]．呼吸細気管支内腔

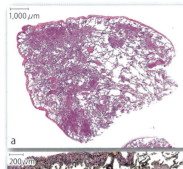
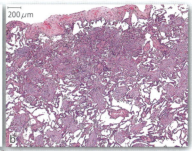
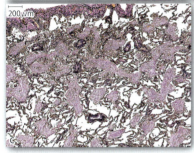

図13　COPの病理像
a：胸膜より内側に時相の均一な器質化がみられる（HE染色，×1），b：肺胞腔内のポリープ状器質化（HE染色，×8），c：その弾性線維染色では肺胞構造は保持されている（EVG染色，×8）．

にポリープ状の器質化が伸び出すこともしばしば認められる（図13）．時に肺胞隔壁の著明な細胞浸潤のあるc-NSIP像を伴うことがあるが，肺胞構造はよく保たれている（図13）．OPのなかにはc-NSIPがオーバーラップする例や腔内器質化が残存し，間質の線維化が進行する例があり，fibrosing variant of OPなどと表現される[7]．COP/OPと鑑別すべき病理像にはびまん性肺胞傷害（DAD），NSIP，剝離性間質性肺炎（DIP），UIPがある．

びまん性肺疾患における病理検査の有用性と問題点について述べた．TBLBは疾患に特徴的な病変が確実に採取されればきわめて有用であるが，IPF/UIPのように不均一な病変分布のある疾患では確実な診断は不可能である．間質性肺炎ではSLBによって病変分布や生検時点の肺の病態を示すため，治療の必要性を示唆するものとなる．しかしながら，その病理診断は常に臨床経過や画像の時間経過を外挿して考え，原因と治療に対して提言するものでなければならない．

〈謝辞〉

貴重な SLB 症例をご提供いただいた神奈川循環器呼吸器病センター 小倉高志先生，国際医療センター 泉 信有先生に深謝いたします．

文 献

1) 日本呼吸器学会びまん性肺疾患診断・治療ガイドライン作成委員会（編）：特発性間質性肺炎 診断と治療の手引き，第2版，南江堂，東京，pp17, 2010
2) American Thoracic Society/European Respiratory Society. International consensus statement：idiopathic pulmonary fibrosis：Diagnosis and treatment. Am J Respir Crit Care Med **165**：277-304, 2002
3) Raghu G, et al：An official ATS/ERS/JRS/ALAT statement：Idiopathic pulmonary fibrosis：evidence-based guidelines for diagnosis and management. Am J Respir Crit Care Med **183**：788-824, 2011
4) 武村民子：慢性線維化性間質性肺炎と蜂巣肺の病理．特発性肺線維症の画像診断—蜂巣肺，IPF/UIP 画像診断の理解のために—，酒井文和，ほか（編），メディカル・サイエンス・インターナショナル，東京，pp25-56, 2015
5) 松本武四郎：10章 肺．岩波講座 現代生物学 10 組織と器官Ⅱ，飯島宗一，ほか（編），岩波書店，東京，pp315-372, 1977
6) Basset F, et al：Intraluminal fibrosis in interstitial lung disorders. Am J Pathol **122**：443-461, 1986
7) Travis WD, et al：An official American Thoracic Society/European Respiratory Society statement：Update of the international multidisciplinary classification of the idiopathic interstitial pneumonias. Am J Respir Crit Care Med **188**：733-748, 2013
8) Cottin V, et al：Combined pulmonary fibrosis and emphysema：a distinct underrecognised entity. Eur Respir J **26**：586-593, 2005
9) Smith M, et al：Usual interstitial pneumonia-pattern fibrosis in surgical lung biopsies. Clinical, radiological and histopathological clues to aetiology. J Clin Pathol **66**：896-903, 2013
10) Morell F, et al：Chronic hypersensitivity pneumonitis in patients diagnosed with idiopathic pulmonary fibrosis：a prospective case-cohort study. Lancet Respir Med **1**：685-694, 2013
11) Katzenstein AL, Fiorelli RF：Nonspecific interstitial pneumonia/fibrosis. Histologic features and clinical significance. Am J Surg Pathol **18**：136-147, 1994
12) Travis WD, et al：Idiopathic nonspecific interstitial pneumonia：report of an American Thoracic Society project. Am J Respir Crit Care Med **177**：1338-1347, 2008
13) Fischer A, et al：An official European Respiratory Society/American Thoracic Society research statement：interstitial pneumonia with autoimmune features. Eur Respir J **46**：976-987, 2015

IX 治療総論

 片岡 健介

POINTS
- びまん性肺疾患ごとの性質を判断し，治療の目標を設定する．
- 治療介入したら，客観的な効果判定と有害事象の評価を行う．
- びまん性肺疾患に特化した長期酸素療法導入の基準があるわけではない．
- 呼吸リハビリテーションの有用性のエビデンスが蓄積されてきている．
- 適用の可能性があれば，肺移植登録を検討する．

1 びまん性肺疾患の治療の目標

　びまん性肺疾患患者の治療を計画するうえで，どのような目標を設定するのかは重要である．病態ごとに，「急性期の救命」，「慢性的な疾患進行の抑制」，「症状や呼吸機能の改善」など目指すべき目標は異なってくる．

　びまん性肺疾患のなかでも急性病態を呈する病態（急性間質性肺炎，膠原病性や薬剤性の急速進行性間質性肺炎，慢性間質性肺炎の急性増悪など）の治療においては，第一の治療目標は救命である．そのためには，呼吸不全の是正，全身管理に加え，合併症や治療による有害事象対策も含めた適切な治療計画が必要になる．

　一方，慢性経過のびまん性肺疾患の場合，長期予後改善を目標とするが，完全治癒を目指せる病態であるのか，疾患進行を食い止めて病状安定を目指せる病態であるのか，もしくは特発性肺線維症（idiopathic pulmonary fibrosis：IPF）に代表されるように，完治や病状安定が目指せなくても慢性的な病状進行スピードを緩やかにすることを目指す病態であるのか，ということを意識して治療を計画する．表1の米国胸部学会（ATS）/欧州呼吸器学会

表1 IIPs の臨床経過（disease behavior）による分類

臨床経過	治療の目標	モニタリングのストラテジー
可逆的かつ自然軽快する病態	考えうる原因を除去する	短期間（3〜6ヵ月）観察し改善を確認する
悪化のリスクを有する可逆的な病態	初期治療に反応達成し，合理的に長期治療へ移行する	短期間で治療反応を確認し，効果持続していることを長期間観察する
後遺症を残すも安定する病態	現状維持	病勢を長期間観察する
安定する可能性があるが，進行性で非可逆的な病態	安定化	病勢を長期間観察する
治療にもかかわらず進行性で非可逆的な病態	進行を遅らせる	病勢を長期間観察し肺移植や効果的な緩和を要する

（Travis WD, et al：An official American Thoracic Society/European Respiratory Society statement：Update of the international multidisciplinary classification of the idiopathic interstitial pneumonias. Am J Respir Crit Care Med **188**：733, 2013 より改変）

（ERS）による特発性間質性肺炎（idiopathic interstitial pneumonias：IIPs）のステートメント[1]では disease behavior（臨床経過）を5パターンに分類し，それぞれに対して治療目標を設定しているので参考にするとよい．一般に慢性経過の間質性肺炎でも，着々と病勢悪化していく場合もあれば，病状進行が非常に緩徐なため，無治療であっても長期に安定している場合もある．また緩徐な進行であっても，急性増悪などのタイミングで急激に病状悪化することもある．次章「X 治療戦略」に示すような，病型ごとに対し期待しうる治療反応性も加味しながら，各々の症例に対してどのタイミングでどのような治療介入を行うのか，を検討する必要がある．

2 びまん性肺疾患に対する治療

a 急性呼吸不全症例に対する呼吸管理

急性呼吸不全を呈した間質性肺炎に対してどのような呼吸管理をすべきか，病態特異的な推奨は存在しない．国際的なガイドラインにおいては，「機械的呼吸管理は過半数の症例に対しては行うべきでないが，一部では行ってもよい」とあいまいな記載にとどまっている．重症呼吸不全により挿管人工呼吸管理まで要する症例の生命予後は極めて不良である．すでに肺の

非可逆的な線維化病変が広範囲に完成している急性呼吸不全症例の救命は，困難な可能性も高い．このような状況を踏まえて，本病態に対する挿管人工呼吸管理の適応は慎重に考慮する必要がある．一方，非侵襲的陽圧換気法（noninvasive positive pressure ventilation：NPPV）の有効性を示す報告は散見され，重篤な呼吸不全症例においては試みる価値があると考えられる．わが国の NPPV ガイドライン[2]では，間質性肺炎における急性呼吸不全に対する NPPV は「試みてもよい」（エビデンスレベルⅣ，推奨度 C1）と記載されている．

b 薬物療法

　薬物療法を行う場合には期待する治療効果と副作用によるリスクを天秤にかけて，ケースバイケースで治療導入を検討する．治療導入後は有害事象のモニタリングや予防対策が必要になる．また，治療効果について評価することが原則であり，どのタイミングでどう評価するのかについては予め決めておくことが望ましい．漫然と治療継続するのではなく，その薬物療法の利益が得られていて，継続する価値があるのか，病状の十分な改善が得られたときに終了すべきか，あるいはさらに継続すべきか判断することになる．

　現在 IPF に対して承認されている抗線維化薬（ピルフェニドン，ニンテダニブ）を一例にあげると，抗線維化薬による治療効果の目安は「努力肺活量（FVC）低下の抑制」であり，「FVC の回復」を目指すことは過度な期待になる．このため，治療導入して FVC 低下が緩やかになり，抗線維化薬の利益が得られているにもかかわらず，患者の症状改善が得られないことも多々経験する．抗線維化薬の効果を客観的に判断するためには，継時的な FVC 評価が必須である．

　近年，IPF に代表される間質性肺炎に対して世界で新規治療薬の開発が盛んになりつつある．専門施設においてはこれらの治験も扱われるようになってきているため，担当医は情報収集し，希望のある患者については専門施設への紹介も検討する．

C 長期酸素療法

わが国における長期酸素療法（long term oxygen therapy：LTOT）の適応を表2に示す．これまでに，びまん性肺疾患に特化したLTOTについての比較試験は行われておらず，有用性に関して明確な根拠があるわけではないが，各国においてもわが国と同様，エキスパートオピニオンを根拠として「安静時 PaO_2 55 mmHg 以下」が一定の適応基準になっていることが多いようである[3, 4]．しかしながら日常診療では，安静時 PaO_2 60 mmHg 以上であっても，労作時の低酸素が極度であったり呼吸苦が強かったりするびまん性肺疾患症例に対して，労作時のみにLTOT導入される場面もある．このような症例に対するLTOTの有効性についてのデータは皆無であり，今後の研究課題といえる．

右心不全をきたすような重篤な慢性呼吸不全症例はLTOTの適応と考えられるが，酸素療法のみに頼るのではなく，塩分摂取や水分の管理，急峻な動作や連続運動の制限といった日常動作指導や，他の原因による肺高血圧症合併の可能性を評価することも有用なことがある．

慢性呼吸不全の進行例で $PaCO_2$ 上昇傾向がみられる症例に対しては，不適切な酸素投与による CO_2 ナルコーシスのリスクがあるため，慎重にすべきである．

表2 LTOT の適応基準

1. 高度慢性呼吸不全例
病態が安定しており，大気呼吸下で安静時の PaO_2 55 mmHg 以下の者および PaO_2 60 mmHg 以下で睡眠時または運動負荷時に著しい低酸素血症をきたす者であって，医師が在宅酸素療法を必要であると認めた者．

2. 肺高血圧症

3. チアノーゼ型先天性心疾患
チアノーゼ型先天性心疾患に対する在宅酸素療法とは，ファロー四徴症，大血管転位症，三尖弁閉鎖症，総動脈幹症，単心室症などのチアノーゼ型先天性心疾患患者のうち，発作的に低酸素または無酸素状態になる患者について，発作時に在宅で行われる救命的な酸素吸入療法をいう．

4. 慢性心不全
心機能分類（NYHA）III度以上の慢性心不全で，睡眠時チェーン・ストークス呼吸がみられ，無呼吸低呼吸指数が 20 以上あることが睡眠ポリグラフィー上で確認されている症例．

（平成 28 年度診療報酬点数）

d 呼吸リハビリテーション

　特にIPFに代表されるような慢性進行性のびまん性肺疾患では，病状進行に伴って労作時の息切れにより身体活動が制限される．IPFの運動耐容能の低下には，COPDと同様に呼吸機能低下とともに下肢筋力低下が関与していると考えられている．2006年以降，びまん性肺疾患患者の呼吸困難，健康関連QOL，運動耐容能に対して呼吸リハビリテーションの有効性を示す報告が増加しており，ガイドライン上でも推奨されるようになった[5]．

　実際の取り組み方法としては，びまん性肺疾患に特化したプログラムは考案されておらず，リハビリテーション有効性のエビデンスがより強固なCOPDに代表される，一般の慢性呼吸不全患者に対する呼吸リハビリテーションに準じて行われる場合が多い．一般にびまん性肺疾患患者は，酸素飽和度が労作にて急峻に落ち込むことが多いため，労作時に過度な低酸素血症を呈する場合には運動時に酸素療法を併用することが望ましいと考えられている．また，報告されているびまん性肺疾患に対する呼吸リハビリテーションの有効性は比較的短期の効果に限定されるものであり，今後，効果の長期的な維持方法については検討課題とされている．

e 肺移植

1）脳死肺移植

　IPFに代表されるような，治療にもかかわらず進行性で非可逆的な病態を呈するびまん性肺疾患に対しては，肺移植を考慮することも必要になる．特発性でなくとも，他臓器機能が十分に安定し保たれていれば肺移植登録可能となりうる．わが国では国内9つの肺移植認定施設における精査・認定，さらに中央肺移植適応検討委員会での認定後，日本臓器移植ネットワークの脳死肺移植レシピエント登録がなされ，条件に適合する脳死ドナー出現まで待機することになる．表3[6]に示すように登録には年齢上限があるため，対象になりうる患者に適切なタイミングで情報提供する必要がある．登録後からのおよその待機時間は2年以上であり，待機登録完了しても，実際に脳死肺移植を受けることができるのは一部の症例に限られるのが現状である．

表3 IIPs に対する肺移植適応ガイドライン

組織学的あるいは画像上 UIP と診断されている場合
・DLco＜39% predicted
・6 ヵ月の経過観察中に FVC が 10%以上の低下を示す
・6 分間歩行テスト中の酸素飽和度が 88%を下回る
・HRCT で蜂巣肺を呈する
組織学的あるいは画像上 NSIP と診断されている場合
・DLco＜35% predicted
・6 ヵ月の経過観察中に FVC が 10%以上，あるいは DLco が 15%以上の低下を示す
レシピエントの年齢条件
・両肺移植：55 歳未満
・片肺移植：60 歳未満
・心肺同時移植：45 歳未満

〔伊達洋至：Ⅰ特発性間質性肺炎の診断と治療の進歩 2 治療関連 9) 間質性肺炎に対する肺移植. 日本胸部臨床 **72**（増刊）：5093-5098，2013 より改変〕

2) 生体肺移植

2 人の近親者ドナーから 1 人のレシピエントへ行う肺移植である．脳死肺移植の待機期間が待ちきれない症例が対象になる．レシピエント同様にドナーの条件も厳格であり，当然ながら入念な術前評価を要するため，患者・家族への提案については慎重であるべきである．

f 終末期ケア

びまん性肺疾患の終末期には呼吸困難が問題になる．そのような呼吸困難に対しては低酸素血症の是正のみでは改善が得られないことも多い．機械的もしくは用手的な呼吸介助や安楽姿勢の調整，リラクゼーション，悪性疾患同様のスピリチュアルケアは有用なことがある．オピオイドなどの薬物療法については，十分な比較試験はなく，使用に際しては慎重になるべきである．間質性肺炎の終末期呼吸困難にモルヒネを使用した観察研究[7]によると，呼吸数や呼吸困難（Borg scale）の改善が得られた症例もあるが，効果を評価すらできない症例もあったと報告されている．さらには $PaCO_2$ 上昇傾向のある症例については，短期で死亡に陥る危険があることも報告されている．薬物療法がどのような症例に有用であるか，介入開始前後での効果の評価方法，有害事象モニタをどのように行うかについては明らかでない．

3 社会資源の活用（難病医療費助成制度，身体障害者手帳，介護保険）

　びまん性肺疾患の一部は厚生労働省の定める難病医療費助成の対象になっており，担当医はこの制度を理解しておく必要がある．最新の情報については厚生労働省の難病情報センターホームページを参照すべきだが，この領域に関連する疾患として，いくつかの膠原病，IIPs，リンパ脈管筋腫症（lymphangioleiomyomatosis：LAM），閉塞性細気管支炎，（自己免疫性または先天性）肺胞蛋白症，α_1-アンチトリプシン欠乏症，囊胞性線維症，IgG4関連疾患などがあり，それぞれに助成対象となるための診断基準や重症度分類が定められている．

　その他の社会資源として，身体障害者手帳（呼吸器機能障害）や介護保険などが適用可能かを判断し，患者の経済的負担にも配慮する．

4 患者・家族への説明

　びまん性肺疾患の治療について患者・家族へ説明する際には，その治療に期待する効果，治療目標を伝えることが重要である．治療開始時に急性病態を呈している場合には，短期目標と長期目標を設定して説明するとわかりやすい．

　平均生存期間が3～5年といわれているIPFのような予後不良疾患である場合，患者への説明に際して「希望を失うような精神的ダメージを受けさせない」ことも重要である一方で，「過剰な期待を抱かせることがないように」留意する．生存期間を含めて，病状進行経過には個人差が大きいこと，急性増悪という一般的には予測しにくい病態を呈しうることなどを認識してもらえるように説明する．

　間質性肺炎患者のなかには感冒，何らかの薬剤刺激，全身麻酔などを契機として急性増悪する患者がある．冬季の感冒予防，インフルエンザや肺炎球菌ワクチン接種を励行し，他疾患に対して薬剤使用する際には，間質性肺炎にリスクが高いものは極力避ける．全身麻酔時には，長期間の高濃度酸素換気や過度の肺伸展が急性増悪の要因となりうることを患者と当該科医師に情

報提供すべきである．

　進行例のびまん性肺疾患では，肺の構造改変があり，抗酸菌や真菌感染を合併しやすくなる．また続発性の気胸や縦隔気腫をきたしやすくなる．また一部のびまん性肺疾患には肺癌の合併頻度が高いことも知られている．基礎疾患を有するこれらの合併症は治療に難渋することも多く，のちの病状経過への悪影響も多大となり致命傷にもなりうる．予防対策は難しいが，病状進行例の慢性経過のびまん性肺疾患患者に対しては，このようなリスクについても説明しておくことが望ましい．

　ステロイドや免疫抑制薬，抗線維化薬などの導入をする場合には，各々の薬物療法の有害事象パターンを理解し，予防できるものについては対策をとり，患者への生活指導も行う．

文　献

1) Travis WD, et al：An official American Thoracic Society/European Respiratory Society statement：Update of the international multidisciplinary classification of the idiopathic interstitial pneumonias. Am J Respir Crit Care Med **188**：733-748, 2013
2) 日本呼吸器学会NPPVガイドライン作成委員会（編）：NPPV（非侵襲的陽圧換気療法）ガイドライン，第2版，南江堂，東京，2015
3) Hardinge M, et al：British Thoracic Society guidelines for home oxygen use in adults. Thorax 70（Suppl 1）：i1-43, 2015
4) Raghu G, et al：An official ATS/ERS/JRS/ALAT Clinical Practice Guideline：Treatment of Idiopathic Pulmonary Fibrosis. An Update of the 2011 Clinical Practice Guideline. Am J Respir Crit Care Med **192**：e3-19, 2015
5) 日本呼吸ケア・リハビリテーション学会，ほか（編）：呼吸リハビリテーションマニュアル—運動療法—，第2版，照林社，東京，2012
6) 伊達洋至：I 特発性間質性肺炎の診断と治療の進歩　2 治療関連　9）間質性肺炎に対する肺移植．日本胸部臨床 **72**（増刊）：5093-5098, 2013
7) Tsukuura H, et al：Opioid use in end-of-life care in patients with interstitial pneumonia associated with respiratory worsening. J Pain Palliat Care Pharmacother **27**：214-219, 2013

Ⅹ 治療戦略

a 特発性肺線維症の治療

  宮本 篤

> **POINTS**
> ・特発性肺線維症（IPF）は慢性進行性に肺間質が構造破壊を伴い線維化し，呼吸不全に陥る難治性疾患で，根治を期待できる内科的治療は存在しない．
> ・ピルフェニドンやニンテダニブは IPF の進行を遅らせることができる第一選択薬であるが，副作用には注意が必要である．
> ・ピルフェニドンには総死亡率を低下させる可能性が，ニンテダニブには急性増悪のリスクを軽減する可能性がある．
> ・病状の進行や治療の副作用による全身状態の変化，肺機能検査など他覚的検査の変動，合併症の検査などを通じて包括的に治療を検討し，いかに患者の症状を軽減し QOL を維持することができるかに留意した診療を心がける必要がある．

1 治療に関係する基本的な疾患概念

特発性肺線維症（idiopathic pulmonary fibrosis：IPF）の疾患概念は 2000 年の米国胸部学会（ATS）からのガイドラインで世界的に統一された[1]．肺に限局する原因不明の慢性線維化性間質性肺炎で，外科的肺生検（surgical lung biopsy：SLB）により通常型間質性肺炎（usual interstitial pneumonia：UIP）の組織パターンを呈するものと定義された（図 1）．IPF の病的変化は，炎症に始まり線維化に至ると考えられていた．2000 年以前は無作為化比較試験（randomized multicenter, placebo-controlled trial：RCT）による科学的な検証が不十分なまま，炎症から線維化に至る機序に基づいてステロイド±免疫抑制薬が標準治療とされた．

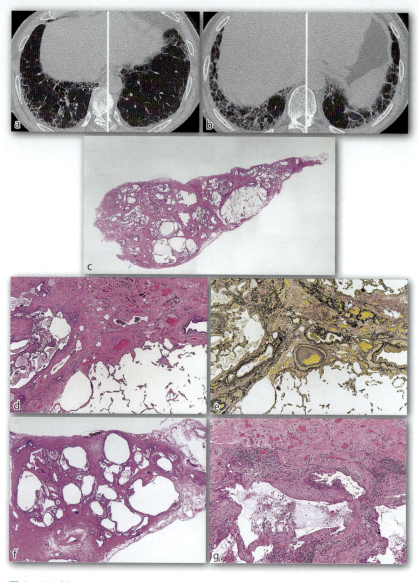

図1 SLB 例の IPF

a, b：胸部 HRCT. possible UIP パターン[2], c：薬剤性や血管炎の可能性が臨床的に否定できずに SLB を実施（HE 染色，ルーペ像）．正常肺胞領域と強い線維化の領域が混在し，互いの境界は明瞭である，d, e：斑状の線維化（d：HE 染色，e：EVG 染色），f：顕微鏡的蜂巣肺（HE 染色），g：線維芽細胞巣（HE 染色）．総合的に病理は UIP パターンを示している．

IPFの線維化は原因不明の持続的・慢性的な肺胞上皮への病的刺激による肺胞上皮の変性脱落，続く回復過程の障害，さらに線維芽細胞の機能異常や異常増殖などの結果，異常な線維化と肺間質の構造破壊が起こるためと理解されるようになった[3]．結果，異常な線維化に焦点を当てたさまざまな治療薬の開発，臨床応用への取り組みが行われるようになった．

2 ガイドラインにみる治療の変化

2000年のATSのガイドライン[1]において，IPFの治療は「コホート研究やケースシリーズしか報告されておらずRCTが存在しないので，IPFの治療は専門家の意見の域を出ない」，「大規模で正確に計画されたRCTが今後必要である」，「IPFの治療戦略の確立には国際的多施設なガイドラインの確立が必要だ」と記載されている．また，IPFの疾患定義が統一されたことで，均一な患者を臨床試験に組み入れることが可能となった．

2011年に発表されたガイドラインは日本呼吸器学会（JRS）を含めた複数の学会が協同で作成した国際ガイドラインである[2]．現在までに免疫制御，酸化ストレス，線維化，凝固系，肺循環系などIPFで障害されるさまざまな機序に基づく薬剤のRCTが行われた[4〜10]（表1）．これらの結果はGRADE法に基づくエビデンスレベルが評価され，治療の推奨度が記載された．ピルフェニドン，ニンテダニブのRCT成功により科学的に立証された内科的治療が可能となった．そこで2015年に本ガイドラインが改訂された[11]．薬物療法としてはピルフェニドン，ニンテダニブはconditional recommendation for use，すなわち，ほとんどの患者がこれらの治療を希望するが一部は希望しない可能性がある，という推奨度となった．

3 IPFに推奨される一次治療

2010年日本のピルフェニドンのRCT[4]で，予測肺活量（%VC）の年間低下率が治療群でプラセボ群よりも有意に抑制されることが示された．この成果は2014年のASCEND試験で欧米でも確認された[5]．ピルフェニドンのおもな作用はtransforming growth factor（TGF）-βの抑制による抗線維化作用である．Interleukin（IL）-6やtumor necrosis factor（TNF）-α阻害を介した抗

表 1 おもな無作為化比較試験の結果

臨床試験（薬剤名）	主要エンドポイント	観察期間	症例数	群分け	%FVC pred	%DLco pred	おもな結果，コメント
Shionogi[4] （PFD）	ΔVC	52週	108	PFD 1,800 mg	77.3±16.8*	52.1±16.8	有意差あり
			55	PFD 1,200 mg	76.2±18.7*	53.6±19.1	
			104	プラセボ	79.1±17.4*	55.2±18.1	
CAPACITY 004, CAPACITY 006 （PFD）	ΔFVC	72週		CAPACITY 004			CAPACITY 004： 有意差あり CAPACITY 006： 有意差なし pool解析 有意差あり
			87	PFD 1,197 mg	76.4±14.4	47.2±8.2	
			174	PFD 2,403 mg	74.5±14.5	46.7±9.5	
			174	プラセボ	76.2±15.5	46.1±10.2	
				CAPACITY 006			
			171	2,403 mg	74.9±13.2	47.8±9.8	
			173	プラセボ	73.1±14.2	47.4±9.2	
ASCEND[5] （PFD）	ΔFVC	52週	278	PFD 2,403 mg	67.8±11.2	43.7±10.5	有意差あり
			277	プラセボ	68.6±10.9	44.2±12.5	
INPULSIS[6]-1, INPULSIS-2 （ニンテダニブ）	ΔFVC	52週		INPULSIS-1			INPULSIS-1，-2 ともに 有意差あり
			309	300 mg 2×	79.5±17.0	47.8±12.3	
			204	プラセボ	80.5±17.3	47.5±11.7	
				INPULSIS-2			
			329	300 mg 2×	80.0±18.1	47.0±14.5	
			219	プラセボ	78.1±19.0	46.4±14.8	
PANTHER[7,8] （PSL＋AZT＋NAC）	ΔFVC	（32週）** 60週	77	PSL＋AZT＋NAC	69.3±15.1	42.1±10.2	3剤群：中止 NAC vs プラセボ： 有意差なし
			133	2プラセボ＋NAC	72.2±15.9	44.7±10.8	
			131	3プラセボ	73.4±14.3	46.0±12.2	

試験名	エンドポイント	期間	n	治療	%FVC pred*	DLco pred	結果
IFIGENIA[9]	Absolute ΔVC, ΔDLco	52週	92 / 90	PSL＋AZT＋NAC / PSL＋AZT＋placebo	— / —	— / —	有意差あり
Inhaled[10] (NAC)	Absolute ΔFVC	48週	44 / 46	NAC / 観察	89.2±17.8 / 88.7±15.5	72.3±25.3 / 64.4±20.1	有意差なし
STEP-IPF (シルデナフィル)	6 MD≧20％改善	12週	89 / 91	シルデナフィル / プラセボ	54.9±14.0 / 58.7±14.1	25.8±6.03 / 26.7±6.16	有意差なし
ARTEMIS-IPF (アンブリセンタン)	Disease progression	(34.7週)**	329 / 163	アンブリセンタン / プラセボ	68.7±13.1 / 69.9±13.8	42.0±13.8 / 45.6±13.3	途中中止
BUILD-3 (ボセンタン)	Disease progression	12ヵ月	407 / 209	ボセンタン / プラセボ	74.9±14.8 / 73.1±15.3	47.7±11.9 / 47.9±12.7	有意差なし
(イマチニブ)	Disease progression	96週	59 / 60	イマチニブ / プラセボ	64.4 / 65.6	39.8 / 39.3	有意差なし
INSPIRE (IFNγ-1b)	Overall survival	96週	551 / 275	IFNγ-1b / プラセボ	72.2±12.3 / 73.1±13.4	47.4±9.2 / 47.3±9.3	有意差なし
ACE (ワルファリン)	Absolute ΔFVC Time to death Time to hospitalization	(28週)**	72 / 73	ワルファリン / プラセボ	58.9±16.2 / 58.7±16.1	33.8±12.4 / 34.6±13.4	途中中止

%FVC pred：予測努力肺活量，DLco pred 予測肺拡散能，＊：%VC pred（予測肺活量），＊＊：試験途中中止の場合の平均観察期間．PFD：ピルフェニドン，NAC：N-アセチルシステイン，PSL：プレドニゾロン，AZT：アザチオプリン

炎症作用，antioxidant 作用などの機序が知られている．

ニンテダニブの RCT では予測努力肺活量（%FVC）の年間低下率が治療群で有意に抑制されることが示され承認された[6]．ニンテダニブは fibroblast growth factor（FGF），platelet-derived growth factor（PDGF），vascular endothelial growth factor（VEGF）の受容体を阻害する multi-tyrosine kinases inhibitor である．

現在，これら2剤は日本でも使用可能であり，IPF の一次治療薬といえる．

4 プレドニゾロン＋免疫抑制薬および N-acetylcysteine（NAC）療法の現在の位置づけ

本治療法はその有効性が IFIGENIA 試験で示されており[9]，広く行われてきた．IFIGENIA 試験はプレドニゾロン（PSL）に免疫抑制薬のアザチオプリン（AZT）を併用している IPF 患者に NAC の内服を追加する群とプラセボ群を比較したもので，NAC 群は 12 ヵ月後の %VC と %DLco の減少率が改善した．この効果を実証するために PANTHER 試験[8]が計画された．PSL＋AZT＋NAC 3 剤併用治療群，PSL，AZT がプラセボで NAC 単剤群，3 剤プラセボ群の比較が行われた．3 剤併用治療群で死亡率，入院率が有意に増加し試験は中止，NAC 単剤群とプラセボ群の 2 群の比較試験のみが継続された[7]．NAC 単剤内服群はプラセボ群と比較し，その有効性を実証できなかった．

NAC 吸入療法は日本から提唱された治療[10]で，NAC 治療介入群と無治療経過観察群の比較試験が行われた．一次エンドポイントであった努力肺活量（FVC）低下率は無治療群と比較して有意差がなかった．post hoc 解析では組み入れ時 %FVC＜95％ または予測肺拡散能（%DLco）＜55％ を示す群では FVC 低下の割合が低く，NAC 吸入療法で FVC の低下が安定化する可能性が示唆された．

5 「科学的に有効である」治療とは

ピルフェニドンやニンテダニブの RCT での結果は，「IPF に有効な治療法が見つかった」点で医師と患者双方に朗報であることは間違いない．しかし

「科学的に有効」の意味を医師は十分に理解する必要がある．

　RCTは試験開始時に設定された一定条件を満たす患者を厳格に管理し，事前に設定した評価項目（エンドポイント）が改善するかを統計学的に評価する手法である．RCTの結果を解釈するために必要な第一の視点は，エンドポイントである．表1に大規模RCTの主要エンドポイントを示した．本来主要エンドポイントは，予後の改善，症状の軽減など，患者が治療を受けるか自ら判断する際の重要な決定事項であるべきである．overall survivalは適切なエンドポイントといえるかもしれないが，成功したRCTはない．%FVCの変化率が重要なエンドポイントであるが，これは患者の予後を延長，または症状が軽減されることを必ずしも意味せず，代用のエンドポイントである．

　第二の視点は，各試験に組み込まれた患者の重症度である．IPFの重症度の評価自体が確立していないが，1つの指標は組み込み時の%FVCや%DLcoである（表1）．ピルフェニドンは合計4つの第Ⅲ相RCTが実施され，主要エンドポイントが%FVCの年間低下率で評価された（表1）．ASCEND試験[5]の参加者の%FVCはその他のピルフェニドンのRCTやニンテダニブのRCTと比較して重症であるうえ，主要エンドポイントが有意な結果となったことは特記すべきである．また，STEP-IPF（シルデナフィル）やACE（ワルファリン）に組み込まれた患者は，他の試験と比較し重症であることがわかる（表1）．

　参加者の重症度がRCTの結果に影響した可能性があることを理解することは，個々の患者の治療選択に重要である．

6　よりよい治療のために

a　治療の考え方

　2011年のガイドラインには「患者が治療介入を受けるか決定するにあたり，医師は治療の科学的なメリット，推奨度，副作用などを適切に説明し，患者の価値観や選択に基づきその判断を助けるよう努めるべきである」とある[2]．RCTの組み込み条件から外れるような合併症をもっているまたはRCTより重症な患者に，RCTどおりの効果は期待できないかもしれない．しかし難治性疾患であるIPFの患者に，RCTの条件を満たさないから投与

しない，という姿勢ではなく，問題点を認識したうえで個々の患者にメリットを見出すことができるのかを慎重に判断する姿勢が大切である．

近年日本から，ピルフェニドンの長期投与は安全である[12]，より重症の患者にも有効である[13]といった観察研究結果が相次いで報告されている．日本人1,371人の市販後調査の結果が発表された[14]が，これは日本でのピルフェニドン投与の実態を忠実に反映している報告と考えられる．実臨床ではRCTより重症の患者にピルフェニドンが積極的に投与されており，その認容性・安全性が確認された．ピルフェニドン投与中止の原因はおもに副作用であるが，その割合は約20％と重症度にかかわらずほぼ同じであった．

ここで，日常臨床におけるいくつかの疑問点を検証したい．

1）どのような患者に投与するのが最適か

上述のように重症例でも一定の効果が期待できるが，日本の第Ⅲ相RCT後の探索的研究により，組み入れ時％VC≧90％，酸素飽和度（SpO_2）≧90％であった症例がもっともピルフェニドンの効果が期待できると報告された[15]．治療により％FVCが10％以上改善し，体動時呼吸困難の改善を認める，super-responderの存在が知られている．

2）ニンテダニブとピルフェニドンをどう使い分けるか

ニンテダニブのRCTでもっとも高頻度の副作用であった下痢については，プラセボ群と比べて認容性があり安全に使用できると判断された[6]．しかし承認からの日が浅く，臨床での使用経験はまだ少ない．ピルフェニドンとの併用療法でニンテダニブの血中濃度が減少するが，副作用の程度や頻度は増加しなかったという報告もある[16]．ピルフェニドン抵抗性となったらニンテダニブに変更する方法に加え，併用という治療戦略も不可能ではないと思われるが，今後の検討課題である．Lovemanらによるピルフェニドンとニンテダニブを間接比較により解析した報告では[17]，％FVCの低下抑制効果はニンテダニブのほうが優れていた．ニンテダニブはプラセボと比較して急性増悪の発症を抑える可能性が示唆された．両薬ともプラセボと比較して全死亡，呼吸器関連死亡を抑制する可能性が示唆された．

3）いつ治療介入するのか

日本では欧米と比べ，IPF末期となった場合に肺移植される可能性が低い．一方，早期例では進行しないpre-clinical stageの症例も存在するので，すぐ治療介入しない傾向にある．半年後の悪化率が％FVC≧5％または％DL_{CO}

≧15％，体動時呼吸困難の経時的悪化が予後不良因子と報告されていることから，肺機能検査や自覚症状の経時的変化から治療介入時期が判断されることが多い．

4）どのように効果判定するのか

薬剤の開始後はまず副作用なく内服の継続が可能かの判断が大切である．ピルフェニドンの場合，食欲不振が治療中止要因の 1 つであるが，制酸薬の使用や食事中に内服することで副作用を軽減できる可能性がある．ピルフェニドン開始 3 ヵ月後の VC 絶対値 5％以上の悪化が予後と相関するので，3 ヵ月後効果判定できるまで副作用の制御を試みる．肺機能検査，胸部 HRCT といった他覚的所見，副作用を含む自覚症状の変化などを総合して治療を継続するか判断することが望ましい．他覚的・自覚的所見の安定化が期待できれば継続する．

5）内科的治療以外の選択

リハビリテーションの有用性を示した報告がある．2015 年のガイドラインアップデート[11]では confidential recommendation for use と推奨されている．経過中，体重減少が著明になる症例がある．体重が減少すると呼吸困難感が悪化するので，適切にリハビリテーションの導入や生活指導などが考慮されるべきである．

7　合併症の治療

IPF に起こる合併症を熟知することが大切である．重要な合併症は多数あるが，ここでは急性増悪，慢性呼吸不全について取り上げる．なお，ほかにも胃食道逆流症（GERD）や肺高血圧などがあり，定期的に合併の有無を精査し，治療可能なものは積極的に治療する．

a　急性増悪（急速進行性の呼吸不全）

急性増悪は「1 ヵ月以内の経過で進行する呼吸困難などの自覚症状の悪化，胸部 CT での新病変の出現（図 2），PaO_2≧10 mmHg の低下で診断され，心不全，肺塞栓，気胸，肺炎などの明らかな急性悪化の原因が除外されること」と定義されている[18]．つまり，急性呼吸不全で受診した IPF 患者にはま

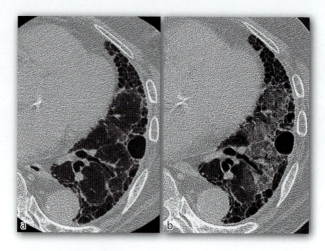

図2　IPFの急性増悪
a：急性増悪発症3週間前．画像は肺底部胸膜直下優位の線維化と蜂巣肺を認め，UIPパターン[2]．b：急性増悪診断日のHRCT．3週間前正常だった肺野にすりガラス影が新たに出現している．

ず心不全，肺塞栓，気胸，肺炎の有無を検査し，必要な治療を行うことが重要である．定義を満たせば急性増悪として治療する．まずはステロイドパルス療法（メチルプレドニゾロン0.5～1 g/日，3日間）が試みられるのが一般的である．ほかにシクロスポリンやシクロホスファミドなどの免疫抑制薬の追加，ポリミキシンB固定化線維カラム（polymyxin B-immobilized fiber column：PMX）による血液浄化療法などが試みられている（図3）．また，急性増悪の肺では血管内皮障害から凝固系の亢進が起こっていることが知られ，ヒトリコンビナントトロンボモジュリンの補充療法と抗凝固療法の併用は，急性増悪の一部の患者の救命率を改善する可能性が高い[19]．

　急性増悪発症時には1ヵ月以内の経過で体動時呼吸困難の悪化をきたす．重症でも安静にすると呼吸困難感が軽快するため，「階段を上る，近所の信号まで歩く，など個々の患者にとって日常的に許容範囲の運動で呼吸困難を感じた場合は，安静によって改善してもすぐに病院で検査を受けるように」と指導しておくことも大切である．

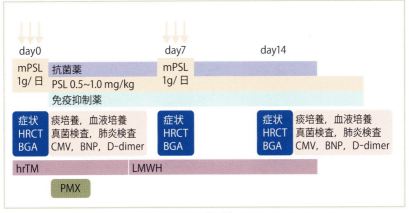

図3 急性増悪の治療と評価のための諸検査（参考）
ヒトリコンビナントトロンボモジュリン（hrTM）や低分子ヘパリン（LMWH）は保険適用がない．PMXは臨床試験中である．ステロイドパルス療法を何回繰り返すべきか定説はない．治療中，サイトメガロウイルス（CMV）の再活性化やニューモシスチス肺炎など感染症に留意する．ST合剤による予防投薬やIgGやCMV pp65抗原などの測定を行う．これらの方針は施設ごと・症例ごとに異なるので参考に留めていただきたい．
mPSL：メチルプレドニゾロン

b 慢性呼吸不全に対する在宅酸素療法

　IPFの低酸素血症の特徴は，安静時ではなく体動時にSpO_2の低下が起こることである．日常診療では患者が外来で座ってしばらくして測るとSpO_2は正常だが，ブースに入ってすぐSpO_2を測定することにより低酸素血症を発見することがある．体動時呼吸困難感を伴わない場合もあるので注意を要する．客観的検査は6分間歩行試験が一般的で，検査中$SpO_2 \leq 88\%$の低酸素血症が予後不良とされている．IPF患者への在宅長期酸素療法で予後が改善するかは不明であるが，慢性閉塞性肺疾患（COPD）を中心とした慢性呼吸不全患者の予後が延長することが示されており，実施が推奨される．

8 今後の治療薬の方向性について

　IPFの線維化の原因は上述のように肺胞上皮障害，線維芽細胞の制御不能状態などで説明されている．しかしIPFの進行には線維化以外に，免疫炎症

反応の異常が関与する.たとえば抗 heat shock protein (HSP) -70 抗体の存在は IPF の予後を規定すると報告された.今後検討される治療としては抗線維化薬のみならず,さまざまな視点から IPF の予後を改善させる方法が模索されていくものと考えられる.

文 献

1) American Thoracic Society. Idiopathic pulmonary fibrosis : diagnosis and treatment. International consensus statement. American Thoracic Society (ATS), and the European Respiratory Society (ERS). Am J Respir Crit Care Med **161** (2 Pt 1) : 646-664, 2000
2) Raghu G, et al : An official ATS/ERS/JRS/ALAT statement : idiopathic pulmonary fibrosis : evidence-based guidelines for diagnosis and management. Am J Respir Crit Care Med **183** : 788-824, 2011
3) King TE Jr, et al : Idiopathic pulmonary fibrosis. Lancet **378** : 1949-1961, 2011
4) Taniguchi H, et al : Pirfenidone in idiopathic pulmonary fibrosis. Eur Respir J **35** : 821-829, 2010
5) King TE Jr, et al : A phase 3 trial of pirfenidone in patients with idiopathic pulmonary fibrosis. N Engl J Med **370** : 2083-2092, 2014
6) Richeldi L, et al : Efficacy and safety of nintedanib in idiopathic pulmonary fibrosis. N Engl J Med **370** : 2071-2082, 2014
7) Idiopathic Pulmonary Fibrosis Clinical Research Net work, et al : Randomized trial of acetylcysteine in idiopathic pulmonary fibrosis. N Engl J Med **370** : 2093-2101, 2014
8) Idiopathic Pulmonary Fibrosis Clinical Research Network, et al : Prednisone, azathioprine, and N-acetylcysteine for pulmonary fibrosis. N Engl J Med **366** : 1968-1977, 2012
9) Demedts M, et al : High-dose acetylcysteine in idiopathic pulmonary fibrosis. N Engl J Med **353** : 2229-2242, 2005
10) Homma S, et al : Efficacy of inhaled N-acetylcysteine monotherapy in patients with early stage idiopathic pulmonary fibrosis. Respirology **17** : 467-477, 2012
11) Raghu G, et al : An Official ATS/ERS/JRS/ALAT Clinical Practice Guideline : Treatment of Idiopathic Pulmonary Fibrosis. An Update of the 2011 Clinical Practice Guideline. Am J Respir Crit Care Med **192** : e3-19, 2015
12) Okuda R, et al : Safety and efficacy of pirfenidone in idiopathic pulmonary fibrosis in clinical practice. Respir Med **107** : 1431-1437, 2013
13) Sakamoto S, et al : Efficacy of pirfenidone in patients with advanced-stage idiopathic pulmonary fibrosis. Intern Med **52** : 2495-2501, 2013
14) Ogura T, et al : All-case post-marketing surveillance of 1371 patients treated with pirfenidone for idiopathic pulmonary fibrosis. Respir Investig **53** : 232-241, 2015
15) Azuma A, et al : Exploratory analysis of a phase III trial of pirfenidone

identifies a subpopulation of patients with idiopathic pulmonary fibrosis as benefiting from treatment. Respir Res **12**:143, 2011
16) Ogura T, et al:Safety and pharmacokinetics of nintedanib and pirfenidone in idiopathic pulmonary fibrosis. Eur Respir J **45**:1382-1392, 2015
17) Loveman E, et al:Comparing new treatments for idiopathic pulmonary fibrosis--a network meta-analysis. BMC Pulm Med **15**:37, 2015
18) Collard HR, et al:Acute exacerbations of idiopathic pulmonary fibrosis. Am J Respir Crit Care Med **176**:636-643, 2007
19) Kataoka K, et al:Recombinant Human Thrombomodulin in Acute Exacerbation of Idiopathic Pulmonary Fibrosis. Chest **148**:436-443, 2015

X 治療戦略

b 非特異性間質性肺炎の治療

宮本 篤

> **POINTS**
> ・非特異性間質性肺炎（NSIP）の治療に確立したエビデンスはないが，経験的にプレドニゾロン（PSL）が汎用される．不応例・再発例には免疫抑制薬が併用される．
> ・比較的治療反応性はよいとされるが進行例もあり，disease behavior に基づく治療選択と効果判定が参考になる．
> ・二次性の場合には治療の選択肢が増える可能性があるので，特発性 NSIP の診断には二次性の除外が十分に検討されるべきである．

1 NSIP とは

　非特異性間質性肺炎（nonspecific interstitial pneumonia：NSIP）は肺胞隔壁に炎症，線維化が起こり，その時相が均一であることが特徴で[1]，細胞性炎症が主体の cellular NSIP（c-NSIP）と，細胞性炎症および線維化が種々の程度で混在する fibrosing NSIP（f-NSIP）に分類される[2]．組織学的に提唱された概念であり，間質性肺炎の組織パターンの1つである．f-NSIP は特発性肺線維症（idiopathic pulmonary fibrosis：IPF）と同じく線維化性慢性間質性肺炎の1つであり[3]，IPF と比較して肺間質の構造が比較的保たれ，蜂巣肺のような間質の強い構造破壊は軽度で，線維芽細胞巣（線維化の活性中心）が存在しないかごくわずかである（図 1a, b）．

　胸部 CT では下葉背側優位のすりガラス影（ground-glass opacity）と種々の程度の網状陰影（reticular opacity），コンソリデーション（consolidation）

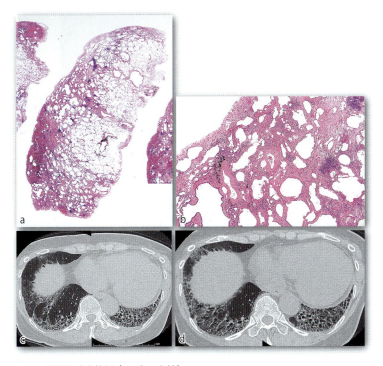

図 1 外科的肺生検例（58 歳，女性）
a：HE 染色，ルーペ像，b：HE 染色．肺胞構造は比較的保たれており，線維化と炎症細胞浸潤が混在する．時相は一致している，c，d：生検直前のHRCT．一見蜂巣肺に見える囊胞構造は，上下の画像を辿ることで牽引性気管支拡張であることがわかる．肺胞領域にはおもに網状陰影やすりガラス影を認める．気管支血管束周囲に病変が分布する部位もある．

が混在し，気管支血管束周囲の線維化および牽引性気管支拡張が目立つのが特徴である[4]（図 1c，d）．

臨床的に膠原病，薬剤性肺障害，過敏性肺炎などの基礎疾患に伴い二次性に認められることが多いが，特発性も存在する[5]．原因不明の場合は特発性

> **memo**
> ① NSIP と IPF の線維化は，質が異なる．
> ② NSIP と IPF は線維化の機序が異なるので，治療戦略も異なる．

(idiopathic) NSIP と臨床診断される．この場合の NSIP とは組織所見ではなく疾患名を指す．NSIP という同じ用語が組織パターンを指す場合と疾患名を指す場合があり注意を要する．

2 治療について

IPF に認められる肺胞上皮障害，線維芽細胞の機能異常などの線維化のメカニズムは NSIP に想定されていない．初期治療は経験的にプレドニゾロン（PSL）が投与される．通常 PSL 0.5〜1.0 mg/kg 程度で開始され，1〜2 年程度かけて漸減減量される[1]．ただし，本治療法の無作為化比較試験（RCT）は行われておらず，確立したエビデンスは存在しない．

a disease behavior（臨床経過）

IPF と比較して NSIP はステロイドに比較的よく反応し，予後は良好であると報告されているが，個々の症例は多様な経過を示す[6]．Lee らのケースシリーズ[7]では，特発性 NSIP 35 例のうち，ステロイド治療抵抗性であった 5 例と急速進行例 2 例に免疫抑制薬の併用が行われ，3 例が死亡した．Park らは 83 例の特発性 NSIP のうち，治療効果が確認できた 68 例中 55 例が改善または安定，13 例が悪化したと報告した[8]．改善安定例のうち 16 例が再発し，再発例のうち 6 例，初期治療悪化例のうち 9 例が死亡した．治療抵抗性，急速進行性を示す場合，ステロイド依存性で減量が困難な場合に，経験的治療としてシクロスポリンやアザチオプリン，シクロホスファミドなどの免疫抑制薬の併用が行われる[9]が，PSL 単剤と比較した RCT は行われていない．

f-NSIP は急性増悪を発症する場合もある[10]．診断には一般的に IPF 急性増悪の診断基準が応用されることが多い[11]．短期間（3 ヵ月以内）に悪化する亜急性進行例もある．これらにはメチルプレドニゾロンによるステロイドパルス療法（0.5〜1 g/日，3 日間）や免疫抑制薬の併用が行われるが，RCT は行われていない．

このように病状進行の早さや治療反応が多様なため，画一した治療ではしばしば対応困難で，個々の症例に適切な治療戦略を立てる必要がある．経過

観察のみで進行しないもの，あるいは少量ステロイドで軽快・寛解するものもあるが，IPF とほぼ同じ経過を辿り呼吸不全に陥って予後不良になるものもある．2013 年の特発性間質性肺炎のドキュメントに disease behavior という概念が提案された[12]．これは組織生検が不可能な症例や現在の特発性間質性肺炎の分類に当てはまらない分類不能例を想定し，病状の進行などを評価し治療につなげようというもので，以下の 5 グループに分けられる．

①原因の除去のみで可逆的なもの（reversible and self-limited disease）
②初期治療に反応し可逆的であるが再発のリスクがあるもの（reversible disease with risk of progression）
③進行せずに現状維持が可能なもの（stable with residual disease）
④不可逆的進行をきたしうるが病勢の安定が見込めるもの（progressive, irreversible disease with potential for stabilization）
⑤根治安定化は困難で進行の抑制を目標とするもの（progressive, irreversible disease despite therapy）

NSIP でも disease behavior を考慮する．個々の症例ごとにどのグループに属することもありうる．治療を考慮するタイミング，治療効果判定が重要となる．

b 治療の開始時期，反応性の評価

どのような患者に治療を行うべきか．Lee ら[7]や Park ら[8]の報告から，病状の安定改善を得られれば死亡する確率は低いといえる．したがって診断時に肺機能異常，6 分間歩行試験での酸素化低下といった運動耐用能異常，労作時呼吸困難などの自覚症状が認められる場合は治療適応と考える．

NSIP パターンが画像や外科的肺生検で認められること以外に，無症状で諸検査も正常であれば disease behavior グループ①あるいは③とし，無治療経過観察とする選択肢がある．しかし，このような場合には経時的進行がないかを慎重に見定めねばならず，症状の悪化の有無に加え，3〜6 ヵ月後に肺機能検査や胸部 CT を再検討する必要がある．

治療開始後は，効果判定が重要である．Park らは治療直前の高分解能 CT（HRCT）で，コンソリデーションやすりガラス影の程度はその後の肺機能

（努力肺活量，肺拡散能）の経時的変化と相関があると報告した[8]．肺機能や症状の経時的悪化は予後不良とする報告がある[13]．治療開始後の定期的な検査は必須である．3～6ヵ月程度を目処に胸部CTや肺機能検査を実施し，治療が反応しているかを見定める必要がある．

長期に安定し，disease behaviorグループ②あるいは③が期待できる場合は年1回程度の評価を行う．過去に再発の既往がある，肺機能検査が正常化しない，自覚症状が消失しないなど，disease behaviorグループ④を疑う場合はより頻回の評価を要する．

disease behaviorグループ⑤はほぼIPFに近い経過を示す．ステロイド＋免疫抑制薬にて治療するが，病勢コントロールが不良であることが多い．ピルフェニドンなどの抗線維化薬がこのような進行性のf-NSIPの治療薬となりうるかについて，その報告は僅少であり[14]，今後の検討課題である．合併症の頻度も高くなる．慢性呼吸不全に対する在宅酸素療法，急性増悪に対するステロイドパルス療法，肺気腫に対する吸入療法などが考えられる．

3 二次性NSIPの治療

NSIPは特発性の頻度が低く，二次性が一般的であるので臨床的に十分検討することが重要である．基礎疾患としてもっとも高頻度なのは膠原病で，肺病変は予後不良因子である．呼吸器科医にとっては膠原病に合併するNSIPの治療目標は肺機能の維持改善であるが，リウマチ科医と相談し，病勢自体を制御する治療を意識した薬剤選択が必要である．したがって，膠原病肺という1つのくくりでは理解が難しく，疾患ごとに治療戦略を立てるべきである．たとえば強皮症はNSIPを高頻度に合併することが知られており，おもにエンドキサン投与が選択される．PSLは腎クリーゼのリスクがあるので注意を要する．多発性筋炎/皮膚筋炎などの特発性炎症性筋疾患で

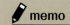

memo

①disease behaviorを見極めよう．
②二次性NSIPパターンを呈する原因疾患をまとめておこう．

は，PSLに加えてカルシニューリン阻害薬の併用が考慮される．過敏性肺炎が疑われる場合，住居環境や鳥の飼育歴などの聴取と血清抗体価の測定が必要である．過敏性肺炎では原因除去が重要である．

　最初の評価で特発性NSIPと診断されても，経過観察後に10〜20％程度が膠原病を発症するとされている．膠原病の診断基準を満たさないが自己抗体陽性の場合があり，interstitial pneumonia with autoimmune features（IPAF）という概念が提唱されている[15]．ひとたび特発性と診断しても，その後基礎疾患が診断されることがあるので経過観察が重要である．

文　献

1) Poletti V, et al：Current status of idiopathic nonspecific interstitial pneumonia. Semin Respir Crit Care Med **33**：440-449, 2012
2) Travis WD, et al：Idiopathic nonspecific interstitial pneumonia：prognostic significance of cellular and fibrosing patterns：survival comparison with usual interstitial pneumonia and desquamative interstitial pneumonia. Am J Surg Pathol **24**：19-33, 2000
3) Hodnett PA, Naidich DP：Fibrosing interstitial lung disease. A practical high-resolution computed tomography-based approach to diagnosis and management and a review of the literature. Am J Respir Criti Care Med **188**：141-149, 2013
4) Johkoh T：Nonspecific interstitial pneumonia and usual interstitial pneumonia：is differentiation possible by high-resolution computed tomography? Semin Ultrasound CT MR **35**：24-28, 2014
5) Travis WD, et al：Idiopathic nonspecific interstitial pneumonia：report of an American Thoracic Society project. Am J Respir Crit Care Med **177**：1338-1347, 2008
6) Akira M, et al：Long-term follow-up high-resolution CT findings in non-specific interstitial pneumonia. Thorax **66**：61-65, 2011
7) Lee JY, et al：Treatment response and long term follow-up results of nonspecific interstitial pneumonia. J Korean Med Sci **27**：661-667, 2012
8) Park IN, et al：Clinical course and lung function change of idiopathic nonspecific interstitial pneumonia. Eur Respir J **33**：68-76, 2009
9) Kondoh Y, et al：Cyclophosphamide and low-dose prednisolone in idiopathic pulmonary fibrosis and fibrosing nonspecific interstitial pneumonia. Eur Respir J **25**：528-533, 2005
10) Churg A, et al：Acute exacerbation（acute lung injury of unknown cause）in UIP and other forms of fibrotic interstitial pneumonias. Am J Surg Pathol **31**：277-284, 2007
11) Collard HR, et al：Acute exacerbations of idiopathic pulmonary fibrosis. Am J

Respir Crit Care Med **176** : 636-643, 2007
12) Travis WD, et al : An official American Thoracic Society/European Respiratory Society statement : Update of the international multidisciplinary classification of the idiopathic interstitial pneumonias. Am J Respir Crit Care Med **188** : 733-748, 2013
13) Lee HY, et al : High-resolution CT findings in fibrotic idiopathic interstitial pneumonias with little honeycombing : serial changes and prognostic implications. AJR Am J Roentgenol **199** : 982-989, 2012
14) Sugino K, et al : Pathological characteristics in idiopathic nonspecific interstitial pneumonia with emphysema and pulmonary hypertension. Respirol Case Rep **1** : 39-42, 2013
15) Fischer A, et al : An official European Respiratory Society/American Thoracic Society research statement : interstitial pneumonia with autoimmune features. Eur Respir J **46** : 976-987, 2015

X 治療戦略

c 特発性器質化肺炎の治療

宮本　篤

POINTS
- 特発性器質化肺炎（COP）の治療に確立したエビデンスはないが，経験的にプレドニゾロンが汎用される．治療反応性は良好であるが再発しやすい．
- 免疫抑制薬やマクロライド系薬が併用療法の選択肢になりうる．
- 二次性の場合は原疾患の治療や原因除去が必要になり，治療方針が異なるので「特発性」と診断するには二次性の除外が不可欠である．

1 器質化肺炎とは

　器質化肺炎（organizing pneumonia：OP）は，抗菌薬抵抗性の肺炎として，しばしば日常臨床で経験する．さまざまな病的状況下で認められる肺炎であり，原因が推定できる二次性のものも多い．原因がわからなければ，特発性器質化肺炎（cryptogenic organizing pneumonia：COP）と診断する[1]．的確な臨床診断が，治療戦略を立てるにあたり重要である．

2 「線維化」のメカニズムと治療戦略

　OPは，肺胞腔内に起こるポリープ状の線維化を特徴とする病理学的変化である．限局的な肺胞上皮障害による上皮剥離により基底膜が露出し，浸出液が肺胞腔内に滲出，貯留することで始まる．滲出物に炎症細胞浸潤が起こり，続いて線維化が起こる．その後，炎症細胞が消退し線維化・吸収され治癒へと向かう[2]．症例ごとに種々の程度の炎症と線維化が混じり合うが，個々の症例で時相は一致する（図1b〜f）．特発性肺線維症（idiopathic pul-

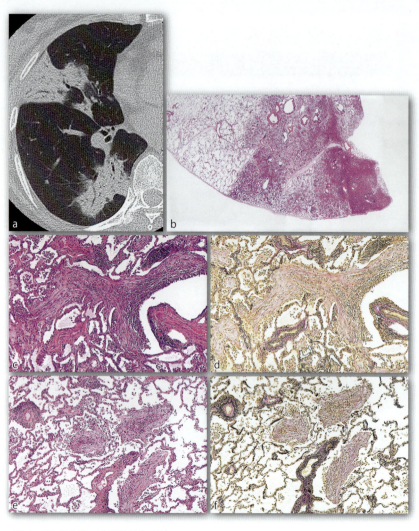

図1 73歳女性,外科的肺生検例

a:斑状に多発する肺胞性病変(consolidation). b:生検組織のルーペ像. 正常な肺胞領域との境界は明瞭(HE染色). c, d:細気管支〜肺胞道にかけての気腔内に認められた線維化. 上皮は一部反応性に増殖し肺胞壁の炎症を伴うが,肺胞構造は保たれている(c:HE染色, d:EVG染色). e, f:病変周囲の変化が軽い部分. 肺胞腔内の病変(e:HE染色, f:EVG染色).

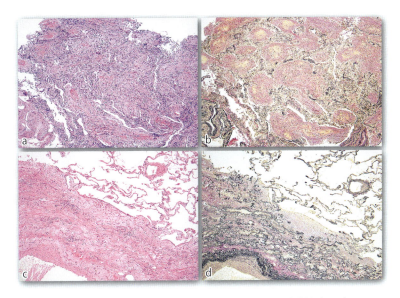

図2 COPの気管支鏡下肺生検例（a, b）とIPFの外科的肺生検（c, d）
a：腔内を埋めるポリープ状の器質化（HE染色, ×100），b：ほぼ一様の線維化が認められ，時相は一致している（EVG染色），c, d：IPFに認められた線維芽細胞巣．一方は気腔に面し他方は線維化巣に接している（c：HE染色, d：EVG染色）．

monary fibrosis：IPF）が原因不明の刺激に対する肺胞上皮障害，回復過程の異常，線維芽細胞の機能異常などから肺の構造破壊を伴う線維化主体の疾患と考えられている[3]のに対し，OPは短期間の刺激に対し一般的な炎症が起こるとされ，炎症線維化はおもに肺胞腔内に起こり，肺の構造は保たれる．OPのポリープ状腔内器質化は，IPFにおける線維芽細胞巣と形態が類似する（図2）．前者は障害された上皮から肺胞腔に連続する滲出と器質化であり[2]，後者はIPFの異常な線維化の中心で病変の一方は気腔に面し，他方は線維化巣と接している．OPの腔内器質化は，再上皮化活性や血管増生能が高い．これらの特徴は皮膚の正常な創傷治癒過程に類似し[4]，IPFにおける線維芽細胞巣と比較して治療に反応しやすいと考えられている．

重要なことは，OPが肺へのあらゆる刺激に対する組織反応の1つで，「組織パターン」であることである．臨床的に原因不明で，肺野末梢に多発する

> **✎ memo**
> ① OP と IPF の線維化の質の違いにより治療反応も異なる．
> ②特発性の診断：本当に特発性か？？臨床背景から二次性の可能性を十分に検討する．

コンソリデーション（consolidation）を特徴とする画像所見を呈するものについて COP と診断できる（図1a）．非特異性間質性肺炎（nonspecific interstitial pneumonia：NSIP）や急性呼吸窮迫症候群（acute respiratory distress syndrome：ARDS）における急性肺傷害〔びまん性肺胞傷害（diffuse alveolar damage：DAD）〕の部分的組織所見，肺癌や肺結核病変周囲の炎症性変化，細菌性肺炎の治癒過程などで認められることがある．したがって，特に気管支鏡検体などの小さな組織から得られる「OP」の病理診断は，臨床所見，画像所見が COP で矛盾がないかを総合的に診断する必要がある．

3 COP の治療について

a 初回治療

無作為化比較試験（randomized controlled trial：RCT）が行われていないので，経験的治療としてプレドニゾロン（PSL）0.5〜1.5 mg/kg から開始，1ヵ月ごとに漸減し，半年程度で中止とすることが多い[1]．通常治療反応は良好で（〜80％），数日で症状の改善，1〜2週間で画像所見の改善が認められる．PSL 漸減の期間は確立していないが，糖尿病，骨粗鬆症，抑うつ，消化性潰瘍，易感染性など副作用が多いので，個々の患者の治療反応性と合併症などを評価して決定する．無治療で自然軽快した報告があるが，急速進行例，死亡例[5]もあり通常は治療が行われる．限局型 OP は肺癌を疑い外科的に切除されることもあり，切除のみで追加治療しなくとも再発が少なく予後がよいことが知られている[6]．

b 再発時治療

　治療反応性が良好である反面，治療中 PSL10～15 mg/日以下に漸減した際，または治療終了後に再発しやすいといわれている[7]．一般に再発は予後を左右しないとする見解が多いが，死亡例[5]もあり注意を要する．再発例に対して確立した治療はないが，PSL 0.5 mg/kg/日あるいは 20 mg/日程度に増量のうえ，初発時よりもゆっくり（1～2 ヵ月ごとに）漸減することが多い[1]．再発を繰り返す場合，免疫抑制薬の併用（シクロホスファミドなど）が考慮される．マクロライド系薬が有効かもしれないとする報告もある[8]．画像上，上中下肺野多領域に病変が存在する，組織学的にフィブリン滲出が多いなどが再発因子として報告されている．

4 二次性 OP の治療

　関節リウマチなどの膠原病，肺への放射線照射後（放射線肺臓炎）や骨髄幹細胞移植，肺移植後の免疫反応，薬剤性肺障害などが OP の原因となる場合がある．その際の治療方針としては，原疾患の治療が基本である．

　膠原病を示唆する自己抗体や抗核抗体が陽性でも，いずれの膠原病の診断基準も満たさない場合（interstitial pneumonia with autoimmune features：IPAF）もある[9]．初回の検査で全く膠原病が疑われなくとも，再発を繰り返すうちに膠原病を発症することがある．

　多発性筋炎／皮膚筋炎などの特発性炎症性筋疾患による二次性 OP であれば，シクロスポリンやタクロリムスなどのカルシニューリン阻害薬の併用を考慮する．乳癌術後かつ放射線療法後，放射線照射野に一致しない多発浸潤影をきたすことが知られ，組織パターンは OP となる[10]．PSL で治療されるが再発することがあり，このような場合には乳癌の治療内容の見直しが必要

> **memo**
> ①治療反応性は良好であるが再発に注意．
> ②二次性と診断できれば治療選択を増やすことができる．臨床的な検討が大切である．

になることがある.

文献

1) Cottin V, Cordier JF : Cryptogenic organizing pneumonia. Semin Respir Crit Care Med **33** : 462-475, 2012
2) Cordier JF : Cryptogenic organising pneumonia. Eur Respir J **28** : 422-446, 2006
3) King TE Jr, et al : Idiopathic pulmonary fibrosis. Lancet **378** : 1949-1961, 2011
4) Beardsley B, Rassl D : Fibrosing organising pneumonia. J Clin Pathol **66** : 875-881, 2013
5) Terada T : Autopsy findings of fatal cryptogenic organizing pneumonia. Int J Clin Exp Pathol **6** : 1128-1131, 2013
6) Melloni G, et al : Localized organizing pneumonia : report of 21 cases. Ann Thorac Surg **83** : 1946-1951, 2007
7) Lazor R, et al : Cryptogenic organizing pneumonia. Characteristics of relapses in a series of 48 patients. The Groupe d'Etudes et de Recherche sur les Maladles "Orphelines" Pulmonaires (GERM"O"P). Am J Respir Crit Care Med **162** : 571-577, 2000
8) Pathak V, et al : Macrolide use leads to clinical and radiological improvement in patients with cryptogenic organizing pneumonia. Ann Am Thorac Soc **11** : 87-91, 2014
9) Fischer A, et al : An official European Respiratory Society/American Thoracic Society research statement : interstitial pneumonia with autoimmune features. Eur Respir J **46** : 976-987, 2015
10) Takigawa N, et al : Bronchiolitis obliterans organizing pneumonia syndrome in breast-conserving therapy for early breast cancer : radiation-induced lung toxicity. Int J Radiat Oncol Biol Phys **48** : 751-755, 2000

X 治療戦略

薬剤性肺障害の治療

松島 秀和

POINTS
- 薬剤性肺障害の診断をきちんとすること．薬剤投与中に出現した新たな陰影を見たら，薬剤性肺障害の可能性を考慮する．
- 個々の症例において予後不良パターン〔びまん性肺傷害（DAD）パターン〕か否かを検討する．
- 予後良好パターンであれば薬剤中止のみで改善することが多いが，予後不良パターンではステロイドパルス療法含め，積極的な治療を検討すべきである．

1 薬剤性肺障害とは

　薬剤性肺障害とは，治療薬であるはずの薬品が原因となって生じるさまざまな肺障害の総称である（表1)[1]．臨床的にもっとも問題視されているのは薬剤性間質性肺炎である．臨床医学の進歩に伴って新しい薬剤が開発され，それに伴い薬剤性肺障害の報告は増加傾向にあり，原因薬剤も多様化している．原因薬剤としては，抗悪性腫瘍薬（分子標的治療薬を含む），抗リウマチ薬，漢方薬，抗炎症薬，抗菌薬，抗不整脈薬，生物学的製剤など多彩であり，どの薬剤についても薬剤性肺障害を発症する可能性を考慮しなければならない．また，健康食品（アマメシバ，アガリクスなど）による薬剤性肺障害にも注意が必要である．最近では，医師の処方なしに購入できる市販薬による薬剤性肺障害も注目されている．

表1 薬剤性肺障害の臨床病型

肺胞・間質性領域病変	薬剤性肺障害（間質性肺炎，好酸球性肺炎など），肺水腫，全身性毛細血管漏出症候群（capillary leak syndrome），肺胞蛋白症，肺胞出血
気道病変	気管支喘息，閉塞性細気管支炎（bronchiolitis obliterans）
血管病変	血管炎，肺高血圧，肺静脈閉塞症
胸膜病変	胸膜炎（薬剤性ループス含む）

〔日本呼吸器学会 薬剤性肺障害の診断・治療の手引き作成委員会（編）：薬剤性肺障害の診断・治療の手引き，メディカルレビュー社，東京，2012より一部改変〕

2 診断のポイント

　薬剤性肺障害の診断はCamusの診断基準である，①原因となる薬剤が投与されている，②薬剤性肺障害として臨床所見，画像所見，病理所見に矛盾がない（薬剤に起因する臨床病型の報告がある），③他の要因が除外される，④当該薬剤の中止またはステロイド薬の投与で改善がみられる，⑤再投与により症状が再発する，を用いて診断する[2]．また個々の薬剤においては，薬剤性肺障害発生のリスクファクターに注意していく．

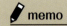 特徴

　薬剤性肺障害を疑う特異的検査項目，胸部画像所見は存在しない．つまり新たに出現した胸部異常陰影をみたら，薬剤性肺障害を疑うことが重要である．症状的には咳，発熱，呼吸困難など非特異的である．また，経過におい

> **memo**
>
> 薬剤性肺障害の原因薬剤の報告例，発症パターンなどの詳細情報はPNEUMOTOX ONLINE（http://www.pneumotox.com/）で収集可能である．Camusの診断基準の1項目である「薬剤に起因する臨床病型の報告がある」についての情報収集が容易になると，薬剤性肺障害の診断がしやすくなると思われる．

表2　薬剤性肺障害の組織診断パターン
- びまん性肺胞傷害パターン（diffuse alveolar damage：DAD）
- 通常型間質性肺炎パターン（usual interstitial pneumonia：UIP）
- 非特異性間質性肺炎パターン（nonspecific interstitial pneumonia：NSIP）
- 器質化肺炎パターン（organizing pneumonia：OP）
- リンパ球性間質性肺炎パターン（lymphocytic interstitial pneumonia：LIP）
- 好酸球性肺炎パターン（eosinophilic pneumonia：EP）
- 肉芽腫性間質性肺炎パターン（granulomatous interstitial pneumonia）

ては急性経過が高頻度ではあるが，亜急性，慢性経過のこともあり，経過からの診断も難しい．

　薬剤性肺障害の特徴として，①現在までに記載されている肺障害の病理像をすべてとりうること，②1つの薬剤によって複数の組織所見を呈すること，③一人の患者に複数の組織所見が混在することがあげられ，それらが薬剤性肺障害の経過と画像所見を複雑にしている．

b 病理学パターン（表2）

　薬剤性肺障害の推定される病理パターンは，ほぼすべての間質性肺炎の組織パターンを呈するとされるため，病理学的所見から薬剤性肺障害の確定診断に至ることは不可能である（表2）．

c 画像所見

　薬剤性肺障害の画像所見（特に胸部高分解能CT所見：HRCT）は，両側肺に広がる小葉間隔壁肥厚を伴うすりガラス影，浸潤影とされているが，個々の症例における病理パターンにより画像所見は異なることを理解すべきである[3]．また，同一症例において，複数の病理学的パターンが混在し，その結果胸部画像所見も複雑化する．特発性間質性肺炎の典型的画像所見を呈さないびまん性陰影においては，薬剤性肺障害を疑うきっかけになるかもしれない．

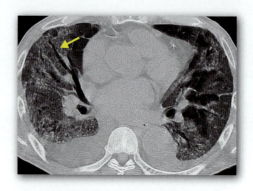

図1 DADパターンの薬剤性肺障害（TS1による）の胸部HRCT所見
両側びまん性に牽引性気管支拡張（矢印）を伴う浸潤影，すりガラス影，両側胸水を認める．

d DADパターンの薬剤性肺障害をいかに探すか？（病理学的DADパターンを探すポイント）

1) 呼吸状態から

発症時に重度の呼吸不全を呈したとき，胸部画像所見以上に呼吸状態が悪いときにDADパターンを疑う（DADでは胸部画像上異常を認めない領域に，すでに硝子膜形成が起こっている）．

2) 胸部単純X線写真から

短時間に容積減少があればDADパターンを疑う．

3) 胸部CT所見から

胸部CTにて両側びまん性に浸潤影，すりガラス影が混在し，牽引性気管支拡張性変化を認めるときにDADパターンを疑う（図1）．

4) 気管支鏡検査から

間質性肺炎を疑い，施行した気管支肺胞洗浄（BAL）にて好中球比率が上昇しているときにDADパターンを疑う．また，経気管支肺生検（TBLB）で硝子膜形成を認めたら，DADパターンと診断する．

5) 経過から

副腎皮質ステロイド薬を含めた薬剤投与後も，症状および画像所見の改善がみられないとき（悪化したとき）はDADパターンを疑う．

3 治療の考え方

　薬剤性肺障害はそれぞれの薬剤，推定される病理パターン，画像パターンで経過が異なることから，個々の症例において治療方針を検討することが必要である．

　原因薬剤の検討においては，原因薬剤の過去の報告を調べるべきである．どのような組織パターンが多いのか，死亡例はないのか（DADパターンをきたすことがあるのか）を調べることが必要である．過去に死亡例の報告がある薬剤はDADパターンをきたす可能性があると判断する．また，個々の症例において，呼吸状態，画像パターン，気管支鏡所見からDADパターンか否かを評価することが必要である．

　以上より，非DADパターンの薬剤性肺障害と診断したときは，まず原因薬剤の中止のみで治療し，その後の経過のなかで副腎皮質ステロイド薬の投与〔プレドニゾロン（PSL）0.5～1.0 mg/kg/日〕を検討する．PSL内服にても改善しないときは，DADパターンの同様の治療を検討する．DADパターンの薬剤性肺障害と診断したときには，原因薬剤の中止に加え早期にステロイドパルス療法を行う．ステロイドパルス療法の効果が不十分なときは，免疫抑制薬投与（シクロホスファミドのパルス療法），さらにはポリミキシンB固定化線維カラム（PMX）による血液浄化療法も考慮することが必要である[4]．

文　献

1) 日本呼吸器学会　薬剤性肺障害の診断・治療の手引き作成委員会（編）：薬剤性肺障害の診断・治療の手引き，メディカルレビュー社，東京，2012
2) Camus P：Drug-induced interstitial lung diseases. In：Interstitial Lung Disease, 4th ed, Schwartz MI, King Jr（eds），B.C. Decker Inc, Hamilton, ON, Canada, pp485, 2003
3) Akira M, et al：Drug-induced pneumonitis：thin-section CT findings in 60 patients. Radiology **224**：852-860, 2002
4) Yokoyama T, et al：B-immobilized fiber column hemoperfusion treatment for drug-induced severe respiratory failure：report of three cases. Intern Med **49**：59-64, 2010

X 治療戦略

e 過敏性肺炎の治療

松島 秀和

POINTS
- 過敏性肺炎の確定診断，原因抗原の特定に努めること．
- 過敏性肺炎治療の基本は，確実なる原因抗原の回避である．
- 抗原回避のみで改善しないときは，薬物治療（副腎皮質ステロイド薬，免疫抑制薬など）を検討する．

1 過敏性肺炎とは

　過敏性肺炎は，環境中の有機物または無機物を長期にわたり吸入することにより感作され，特異抗体や感作リンパ球による免疫反応により起こるアレルギー性肺疾患の総称である．Ⅲ型アレルギーとⅣ型アレルギーが関与するとされている[1]．

　過敏性肺炎の原因抗原としては p.20「Ⅱ 問診のポイント」表5に示す抗原があげられるが，わが国の疫学調査では，急性・亜急性過敏性肺炎の74％が夏型過敏性肺炎であり，慢性過敏性肺炎（chronic hypersensitivity pneumonitis：CHP）の60％が鳥関連過敏性肺炎と報告されている[2]．今後新たな原因抗原が発見される可能性があり，原因抗原検索に努力することが重要である．

　過敏性肺炎の臨床的分類としては，歴史的には急性・亜急性・慢性に分類されてきたが，近年は急性・慢性に大別され，慢性はさらに再燃症状軽減型（recurrent type）と潜在性発症型（insidious type）に亜分類されている．急性・亜急性については現在急性にまとめられているが，両者では経過のみで

なく，原因抗原の種類，胸部画像所見などが異なることが多いため，区別したほうが理解しやすい．

2 診断のポイント

a 症状および身体所見

　過敏性肺炎は抗原曝露量，期間および個体の感受性により病型が決まり，それに応じて症状が異なる．

　急性・亜急性過敏性肺炎では，抗原曝露後4～8時間に発熱，咳嗽，呼吸困難が出現，持続する．全身倦怠感，食欲不振など全身症状を伴うこともある．抗原曝露と症状発現の関係に注目することが重要である．

　CHPにおいて，再燃症状軽減型は病初期に38℃台の発熱が出現し，経過とともに（2～3ヵ月）微熱になり，その後咳嗽・呼吸困難が出現するようになる．潜在性発症型は急性症状を認めず，徐々に出現・悪化する咳嗽と呼吸困難である．症例によっては自覚症状に乏しく，健診異常にて発見されることも多い．

　急性・亜急性過敏性肺炎は臨床経過から疑うことが可能であるが，CHPは難しく，臨床経過以外の視点から診断する努力をすべきである．

　身体所見においては，必ず胸部聴診上 fine crackles が聴取される．臨床経過から過敏性肺炎を疑ったとき，たとえ胸部単純X線写真にて明らかな異常を認めなくても，胸部聴診を背部まで深吸気で行うことが必要である．また，潜在性発症型の60％にばち指を認めるとされており，注目すべきである．

b 胸部画像所見

1）胸部単純X線写真所見

　急性・亜急性過敏性肺炎においては，両側中下肺野主体にすりガラス影を認めることが多い．急性発症例はより濃厚影（浸潤影）をきたしやすく，また亜急性発症例においては陰影が軽度であり，X線のみでは指摘できないこともある．

　CHPにおいては，両側中下肺野主体に網状影，不規則線状影，容積減少

を認めることが多い．胸部単純 X 線写真上は特発性肺線維症/通常型間質性肺炎（idiopathic pulmonary fibrosis：IPF/usual interstitial pneumonia：UIP）など慢性間質性肺炎に類似することが多い．症例によっては IPF/UIP と比較して上肺野にも陰影が広がっていることが多く（図 1），また左右差を認めることもあり，X 線全体を眺めることも CHP を疑う契機になる．

2）胸部 CT 所見と鑑別疾患

急性・亜急性過敏性肺炎の胸部 CT 所見として，典型的には両側肺に小葉中心性粒状影，モザイク分布のすりガラス影など特徴的な CT 所見を認める（図 2）．また，急性過敏性肺炎は経過によりコンソリデーション（consolidation）が前面に出るため，過敏性肺炎の典型である小葉中心性粒状影がマスクされ診断を難しくするので注意が必要である（図 3）．胸部 CT 所見からの鑑別疾患としては，急性では細菌性肺炎（非定型肺炎含む），急性間質性肺炎，薬剤性肺障害，急性呼吸窮迫症候群（acute respiratory distress syndrome：ARDS），亜急性ではニューモシスチス肺炎（Pneumocystis pneumonia：PCP）があげられる．特に PCP は過敏性肺炎と同様，無治療で自然軽快することがあるので注意すべきである．

CHP の CT 所見は，小葉内間質肥厚，小葉間隔壁肥厚，蜂巣肺，牽引性気管支拡張，細気管支拡張など線維化の所見に加えて，一部にすりガラス影，小葉中心性粒状影を認める．IPF/UIP や非特異性間質性肺炎（nonspecific interstitial pneumonia：NSIP）の CT 所見と類似し，CT 所見のみから CHP を疑うのは難しいが，病変分布が斑状分布，経気道的分布であることや，下肺野優位病変などから疑えることがある．日常診療の現状としては，慢性間質性肺炎を疑う胸部 CT 所見をみたら，CHP を鑑別することが必要である[3]．

C 血液検査所見

過敏性肺炎では間質性肺炎マーカーである血清 KL-6 と SP-D が高値を示し，診断に有用である．特に血清 KL-6 値については，特発性間質性肺炎以上に著明な上昇を示すことが多く，鑑別に有用なことがある．

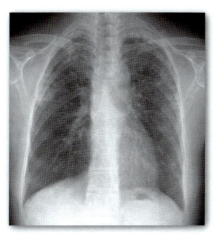

図1　CHPの胸部単純X線写真像
両側上肺野優位に網状影，すりガラス影を認める．

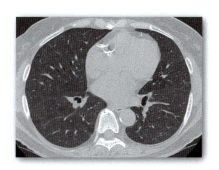

図2　亜急性過敏性肺炎の胸部CT所見
両側下葉主体に小葉中心性粒状影が広がる．陰影の分布は地図状をきたす．

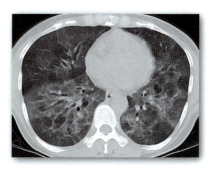

図3　急性過敏性肺炎の胸部CT所見
両側びまん性に汎小葉性すりガラス影と浸潤影が地図上に分布し，粒状影は認めない．

3　原因抗原の検索

　過敏性肺炎と診断できた症例において，原因抗原の検索は重要である．原因抗原検索のため，まず職業歴，仕事場の環境（鳥に接する機会や仕事場の

カビの有無など），自宅のカビや羽毛布団の有無，周囲の野鳥，鶏糞肥料，加湿器の有無，24時間風呂の使用の有無など詳細に問診することが必要である．

また，夏型過敏性肺炎を疑った症例には抗トリコスポロン抗体，鳥関連過敏性肺炎を疑った症例には鳥特異抗体を検索することが必要である．

4 治療の考え方

過敏性肺炎治療の原則は徹底的な抗原回避である．個々の症例における原因抗原を同定し，抗原回避をするよう生活・職業の指導を行うべきである．抗原回避のみで改善しないときは薬物治療が必要となる．

急性・亜急性過敏性肺炎においては，抗原回避のみで改善しない場合に，副腎皮質ステロイド薬の投与を行う．特に急性過敏性肺炎においてはARDS様の経過をとることがあり，副腎皮質ステロイド薬投与のタイミングを逃さないようにすることが重要である．

CHPはすでに線維化をきたしており，抗原回避のみでは改善しないことが多く，副腎皮質ステロイド薬，免疫抑制薬（シクロスポリンなど）の投与が必要になる．ステロイドについては呼吸状態によってはパルス療法（メチルプレドニゾロン1g/日を3日間）を行い，その後プレドニゾロン0.5 mg/体重1 kgの内服を行う．

> **✏ memo　胸部CT上の蜂巣肺（honeycombing）には要注意！**
>
> 間質性肺疾患のなかでもっとも高頻度であるIPF/UIPの画像所見の診断基準に蜂巣肺が含まれているため，日常臨床上「蜂巣肺」イコール「IPF/UIP」と判断していることが多々あるが，これは間違いである．CHP，膠原病肺，アスベスト肺など蜂巣肺を呈する疾患は多数あることを認識していただきたい．胸部HRCT所見をより詳細に検討すると，二次性間質性肺炎の可能性を考える契機にはなると思うが，難しいことが多い．日常診療の現状としては，蜂巣肺を伴う線維化を呈する間質性肺炎において，常に過敏性肺炎を含めた二次性間質性肺炎を鑑別する習慣が必要である．

上記治療にても病状が進行する場合（線維化の進行）には，IPF と同様に抗線維化薬（ピルフェニドンまたはニンテダニブ）の投与も検討する．

5 過敏性肺炎の管理 ─ CHP と急性増悪，肺癌─

　CHP においては，頻度は低いが IPF/UIP と同様急性増悪（びまん性肺胞傷害）をきたすことがあり，注意が必要である．急性増悪症例においては，ステロイドパルス療法のみでなく，免疫抑制薬（シクロホスファミドのパルス療法含む）の投与，ポリミキシン B 固定化線維カラム（PMX）による血液浄化療法も検討すべきである．

　また，肺癌の合併も起こりうる．肺癌発症例においては進行癌が多く，予後が不良であることから注意が必要である．特に画像所見，病理学的所見にて UIP パターンの症例は厳重にフォローアップすることが必要とされている．

文献

1) Bourke SJ, et al：Hypersensitivity pneumonitis：current concepts. Eur Respir J Supple **32**：81s-92s, 2001
2) Ando M, et al：Japanese summer-type hypersensitivity pneumonitis. Geographic distribution, home environment, and clinical characteristics of 621 cases. Am Rev Respir Dis **144**：765-769, 1991
3) Ohtani Y, et al：Chronic bird fancier's lung：histopathological and clinical correlation. An application of the 2002 ATS/ERS consensus classification of the idiopathic interstitial pneumonias. Thorax **60**：665-671, 2005

索引

和文

か

開胸肺生検　85, 93
咳嗽　14
過敏性肺炎　148
　　——の原因抗原　20
癌性リンパ管症　62

き

機械工の手　27, 30
気管支鏡検査　79
気管支呼吸音　25
気管支肺胞洗浄　79, 81
起坐呼吸　23
器質化肺炎　137
気腫合併肺線維症　64, 65
喫煙　3, 4, 17
逆 Gottron sign　27, 29
急性呼吸窮迫症候群　16
急性呼吸不全　110
胸腔鏡下肺生検（VATS 肺生検）　85, 93
胸痛　14
胸部単純 X 線写真　44

く〜こ

クラックル　26
経気管支肺生検　79, 80, 81, 91
外科的肺生検　85, 93
血液検査　33
牽引性気管支拡張　54
膠原病　15
呼吸機能検査　67
呼吸困難　14

呼吸リハビリテーション　113
コンソリデーション　50

さ，し

在宅酸素療法　75
サルコイドーシス　62
酸素療法　75
小葉中心性分布　57, 58
浸潤影　50
身体所見　22
塵肺　60

す，せ

すりガラス域　49
すりガラス影　49
声音共鳴　25
声音振盪　25
線維芽細胞巣　98
喘鳴　15

た，ち

打診　25
断続性雑音　26
中心性チアノーゼ　23
超音波気管支内視鏡ガイド下経気管支針生検　79, 80, 83
長期酸素療法　112
聴診　25

つ〜と

通常型間質性肺炎　98
転移性石灰化　61
動脈血ガス分析　33, 72

動脈血酸素分圧　73
特発性間質性肺炎　13, 33
特発性器質化肺炎　106, 137
特発性肺疾患　1, 13, 33
特発性肺線維症　12, 33, 117

に

二次小葉　55, 57
二次性 NSIP　134
二次性 OP　141
二次性 UIP　100

は，ひ

肺移植　113, 114
肺気腫　64
肺野　46
ばち指　14, 27, 28
非侵襲的陽圧換気法　111
非特異性間質性肺炎　104, 130
びまん性嚥下性細気管支炎　58, 59
びまん性肺疾患　1, 13
びまん性汎細気管支炎　58, 59
病理検査　90
鼻翼呼吸　22, 23

ふ～ほ

粉塵曝露　3, 4
壁在型線維化　96
胞隔炎　96
蜂巣肺　100

ま～も

松本の小葉　94
慢性過敏性　19, 42, 148
網状影　51
網状構造　51
モザイク吸収値　54
問診　12

や～よ

ヤギ声　25
薬剤性肺障害　18, 42, 143
薬物療法　111
予測肺活量　70

ら，り

ランダム分布　58, 63
粒状影　50
粒状結節　50
リンパ行性分布　57, 62
リンパ脈管筋腫症　12

欧文・数字

acute respiratory distress syndrome（ARDS）　16
airspace enlargement with fibrosis（AEF）　65
Borg scale　76
bronchoalveolar lavage（BAL）　79, 81
cellular NSIP　130
chronic hypersensitivity pneumonitis（CHP）　19, 42, 148
combined pulmonary fibrosis and emphysema（CPFE）　64, 65
crackles　26
cryptogenic organizing pneumonia（COP）　106, 137
CT　44
CVD-ILD　42
diffuse aspiration bronchiolitis（DAB）　58, 59
diffuse panbronchiolitis（DPB）　58, 59
DLco　69
early-to-mid inspiratory crackles　26
endobronchial ultrasound-guided transbronchial needle aspiration（EBUS-TBNA）　79, 80, 83

fibrosing NSIP 130
GAP index 71, 72
Gottron sign 27, 29
heliotrope 疹 29
holo-inspiratory crackles 26
Hoover sign 25
HTLV-1 関連細気管支・肺胞障害（HTLV-1 associated bronchiolo-alveolar disorder：HABA）58, 59
idiopathic interstitial pneumonias (IIPs) 1, 13, 33
　――の分類 10
idiopathic pulmonary fibrosis (IPF) 12, 33, 117
interstitial pneumonia with autoimmune features (IPAF) 134, 141
　――の身体所見 31
　――の診断アルゴリズム 8
Kerley 線 52
KL-6 37
late-inspiratory crackles 26
LDH 37
long term oxygen therapy (LTOT) 112

lymphangioleiomyomatosis (LAM) 12
Miller の二次小葉 55, 56, 94
mMRC スケール 14
multicentric Castleman 病 62
NAC 120
noninvasive positive pressure ventilation (NPPV) 111
nonspecific interstitial pneumonia (NSIP) 105, 130
open lung biopsy (OLB) 85, 93
organizing pneumonia (OP) 137
parasternal heave 25
rattling 25
Reid の二次小葉 55, 56, 57
SP-D 37
surgical lung biopsy (SLB) 85, 93
transbronchial lung biopsy (TBLB) 79, 80, 81, 91
usual interstitial pneumonia (UIP) 98
　――の分類 7
　――パターン 102
VATS 肺生検 85, 93
6 分間歩行試験 75

気づきと対応がわかる！　びまん性肺疾患の診かた　治しかた

2016年8月15日　発行	編著者　喜舎場朝雄
	発行者　小立鉦彦
	発行所　株式会社　南 江 堂
	✉113-8410　東京都文京区本郷三丁目42番6号
	☎(出版)03-3811-7236　(営業)03-3811-7239
	ホームページ　http://www.nankodo.co.jp/
	印刷・製本　真興社
	装丁　渡邊真介

Management of Diffuse Parenchymal Lung Disease―Practical Clue―
©Nankodo Co., Ltd., 2016

定価は表紙に表示してあります.　　　　　　　　　　Printed and Bound in Japan
落丁・乱丁の場合はお取り替えいたします.　　　　　ISBN978-4-524-25972-4

本書の無断複写を禁じます.

JCOPY 〈(社)出版者著作権管理機構　委託出版物〉

本書の無断複写は，著作権法上での例外を除き，禁じられています．複写される場合は，そのつど事前に，(社)出版者著作権管理機構（TEL 03-3513-6969，FAX 03-3513-6979，e-mail: info@jcopy.or.jp）の許諾を得てください．

本書をスキャン，デジタルデータ化するなどの複製を無許諾で行う行為は，著作権法上での限られた例外（「私的使用のための複製」など）を除き禁じられています．大学，病院，企業などにおいて，内部的に業務上使用する目的で上記の行為を行うことは私的使用には該当せず違法です．また私的使用のためであっても，代行業者等の第三者に依頼して上記の行為を行うことは違法です．

〈関連図書のご案内〉　＊詳細は弊社ホームページをご覧下さい《www.nankodo.co.jp》

新 呼吸器専門医テキスト オンラインアクセス権付
日本呼吸器学会 編　　B5判・614頁　定価（本体14,000円＋税）　2015.4.

呼吸器疾患最新の治療2016-2018 オンラインアクセス権付
杉山幸比古・門田淳一・弦間昭彦 編　　B5判・494頁　定価（本体10,000円＋税）　2016.3.

特発性間質性肺炎 診断と治療の手引き（改訂第2版）
日本呼吸器学会 びまん性肺疾患診断・治療ガイドライン作成委員会 編　　A4変判・136頁　定価（本体3,800円＋税）　2011.3.

間質性肺疾患診療マニュアル（改訂第2版）
久保惠嗣・藤田次郎 編　　B5判・420頁　定価（本体9,500円＋税）　2014.5.

CDによる聴診トレーニング 呼吸音編（改訂第2版）
川城丈夫 監　　B5判・134頁　定価（本体5,000円＋税）　2011.10.

研修医・指導医のための 呼吸器疾患診断 Clinical Pearls
宮城征四郎・藤田次郎 編著　　A5判・254頁　定価（本体4,200円＋税）　2015.10.

Q&Aでわかる 呼吸器疾患ガイドライン実践ブック
千田金吾 監　　B5判・246頁　定価（本体4,500円＋税）　2013.11.

呼吸器疾患診断フォトブック
杉山幸比古 著　　B5判・180頁　定価（本体6,800円＋税）　2013.7.

マクロライド系薬の新しい使い方 実践の秘訣25
門田淳一 編　　A5判・162頁　定価（本体3,000円＋税）　2015.6.

呼吸器疾患のステロイド療法実践マニュアル
東田有智 編　　A5判・174頁　定価（本体3,300円＋税）　2014.12.

実地医家のための結核診療の手引き
日本結核病学会 編　　A5判・120頁　定価（本体2,000円＋税）　2016.6.

結核診療ガイドライン（改訂第3版）
日本結核病学会 編　　B5判・138頁　定価（本体3,000円＋税）　2015.3.

結核・非結核性抗酸菌症診療Q&A
日本結核病学会 編　　A5判・166頁　定価（本体2,600円＋税）　2014.5.